Enseignement du Sanatorium

CAUSERIES FAMILIÈRES

sur la

Tuberculose
et l'Hygiène

FAITES AU SANATORIUM
DE BLIGNY, PAR LE
Docteur L. Guinard
MÉDECIN-DIRECTEUR

MASSON ET Cie, ÉDITEURS
120, BOULEVARD SAINT-GERMAIN, 120
PARIS

CAUSERIES FAMILIÈRES

SUR LA

TUBERCULOSE ET L'HYGIÈNE

ENSEIGNEMENT DU SANATORIUM

CAUSERIES FAMILIÈRES

SUR LA

TUBERCULOSE ET L'HYGIÈNE

FAITES AU SANATORIUM DE BLIGNY

PAR

le Docteur L. GUINARD

Médecin-Directeur.

PARIS

MASSON ET Cie, ÉDITEURS

LIBRAIRES DE L'ACADÉMIE DE MÉDECINE

120, BOULEVARD SAINT-GERMAIN

1905

CAUSERIES FAMILIÈRES

SUR LA

TUBERCULOSE ET L'HYGIÈNE

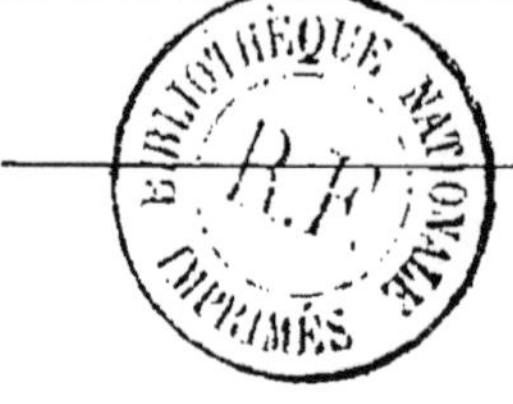

PREMIÈRE CAUSERIE

Le sanatorium. — Définition et méthode adoptée dans la maison de cure à la campagne. — Le traitement des tuberculeux riches et des malades nécessiteux. — Caractères essentiels que doit avoir un sanatorium. — Objections et critiques. — Le rôle exact et les avantages du sanatorium. — La vie intérieure et le règlement.

Il est généralement admis que, pour connaître les choses et surtout pour en parler, il faut d'abord les avoir bien vues ; par conséquent, vous pensez, j'en suis sûr, qu'en matière de sanatorium il n'en est pas autrement et que tous ceux qui se sont occupés de ce genre d'établissement, pour en décrire l'économie ou pour en faire la critique, en ont préalablement étudié de très près

l'organisation exacte et se sont renseignés longuement sur place. Eh bien, sans aucune arrière-
pensée désobligeante pour qui que ce soit, je
suis forcé de reconnaître qu'il n'en est pas ainsi.
Beaucoup ont parlé et parlent pour ou contre les
sanatoriums, qui ne les ont vus que très superfi-
ciellement ou pas du tout; beaucoup ont exprimé
ou expriment leur opinion sur l'utilité et le rôle
de ces maisons de cure, qui ne possèdent aucun
bon élément d'appréciation personnelle. De là
des discussions regrettables et des polémiques
ardentes, auxquelles on a cru bon d'initier le
grand public. Or, c'est précisement parce que je
suppose que, par la voie de la presse politique,
vous avez dû vous-mêmes être mis au courant
de ce qui s'est dit à propos d'établissements
comme le nôtre, qu'il me paraît utile de consacrer cette première causerie au sanatorium.

Le mot *sanatorium* vient du latin *sanare*, qui
signifie guérir ; nous l'employons pour désigner
des établissements hygiéniques, où des malades
et des gens faibles de la poitrine viennent faire
des cures prolongées, afin de se guérir ou de se
fortifier.

Par l'esprit qui doit y régner et par le genre de
vie que l'on assure à ceux qui y viennent, je ne

conçois pas le sanatorium autrement que comme une grande maison de famille, à la campagne, où, sous une direction médicale immédiate, sont réalisées les conditions hygiéniques et prophylactiques indispensables à la cure d'air, de repos et d'alimentation.

Je tiens beaucoup à cette impression de grande famille que doit donner le sanatorium, car sans cela il manque de son caractère le plus essentiel et n'est plus un sanatorium.

Quant au régime auquel sont soumis les malades, c'est, fondamentalement, celui que recommandent tous les médecins, avec, en plus, une grande régularité dans la méthode et l'observation du traitement hygiénique.

En effet, quand un docteur, consulté par un malade, a reconnu l'existence de la tuberculose, voici généralement ce qu'il met sur son ordonnance : il recommande de cesser tout travail pénible, il prescrit le repos, le grand air, la fenêtre ouverte, une alimentation renforcée et, si c'est possible, le *séjour à la campagne*. A ces prescriptions, il ajoutera peut-être quelques médicaments, mais le point essentiel de la formule se trouve, quand même et toujours, dans les indications hygiéniques.

Nous faisons de même au sanatorium, mais nous croyons le faire dans les meilleures conditions possibles pour ceux qui, manquant de ressources ou n'ayant pas la facitité de s'installer confortablement à la campagne, trouvent chez nous les soins médicaux et l'organisation complète répondant à tous les besoins d'une cure méthodique.

Il ne suffit pas de dire à quelqu'un : « Vous êtes tuberculeux, c'est entendu ; mais soyez sans inquiétude, quand on s'y prend à temps on guérit parfaitement de cette maladie ; il suffit pour cela de respirer du bon air, de rester sans rien faire, étendu sur une chaise longue, et de manger le mieux possible ». Il faut encore admettre que le quelqu'un auquel on donne ce bon conseil a les moyens de le suivre.

Pour les gens riches, il n'y a pas de difficultés, ils peuvent aller chercher l'air et le repos à la campagne, dans les stations d'altitude, sur la Côte d'Azur ; ils ont de quoi pourvoir aux frais de leur alimentation renforcée et choisie ; car, je me hâte de le dire, avec de l'argent, un bon médecin et une grande fermeté de caractère, on peut faire partout une bonne cure de tuberculose.

Mais, pour les modestes, pour la masse de ceux

qui vivent au jour le jour de leur travail, pour les pauvres surtout, que deviendra le beau programme de cure?

Pourront-ils le réaliser chez eux, ou songer à une installation près de la grande ville, dans les campagnes avoisinantes? Pourront-ils s'installer dans un hôtel de village, ou bien chez un paysan, comme on l'a proposé? Peut-on croire que, pour celui qui n'a rien, le traitement recommandé, le repos et tout ce qui l'accompagne pourront se trouver dans un hôpital?

Il suffit de réfléchir un peu et de voir ce qui se passe *dans la pratique*, pour se rendre compte des impossibilités ou difficultés que soulèvent ces questions. Beaucoup de malades n'ont pas un logement où ils peuvent rester pour se soigner et, à la campagne, dans un hôtel ou chez un paysan, il ne leur est pas plus facile de trouver qui voudra bien les accueillir et leur fournir tout ce dont ils ont besoin comme confortable et hygiène. Puis enfin, même dans ces conditions, il y a des dépenses que la majorité n'est pas en état de supporter.

De l'hôpital, il ne faut pas parler, car, même dans des services spéciaux, le traitement rationnel des tuberculeux curables ne peut pas y être organisé ni poursuivi. C'est d'ailleurs à ce propos que le Professeur Grancher a publié, en 1878, un remarquable article, d'autant plus intéressant que l'on peut y trouver, en germe, l'idée première du *sanatorium* pour les tuberculeux pauvres et curables.

Assurément, dans cet article, vous ne trouverez pas le mot sanatorium, mais vous y trouverez l'idée tout entière.

M. Grancher demandait, en effet, que l'Assistance publique séparât les tuberculeux des hôpitaux en deux catégories ; les curables et les incurables et, pour les premiers, il réclamait le traitement de guérison, c'est-à-dire l'air, l'aliment, le repos et le vêtement.

Il démontrait à l'évidence que l'air d'une salle d'hôpital ne convient pas aux malades curables et il n'hésitait pas à chercher des arguments nombreux pour convaincre de la nécessité de créer, *loin de Paris, en pleine campagne, des hôpitaux destinés au traitement de la phtisie à son début.* Appelez ces établissements pour tuberculeux hospice ou sanatorium, le mot ne change rien à la chose, le principe essentiel est toujours le même.

Il est cependant curieux de constater que, présentée sous cette forme, la cure des tuberculeux à la campagne est très bien acceptée, on y est même revenu il y a peu de temps, à propos d'un immense hospice à cet usage que l'Assistance publique se propose de construire aux environs de Paris. Il n'est donc pas exagéré de prétendre qu'à l'unanimité, tout le monde estime que, pour faire œuvre utile en faveur des tuberculeux curables, il faut les envoyer *hors des grandes villes* et les soumettre au traitement par l'air, le repos et l'alimentation renforcée.

C'est, je le répète, tout ce que, fondamentalement, on se propose de faire au *sanatorium* et voilà pourquoi je ne comprends absolument rien aux attaques violentes dirigées contre ces établissements, surtout quand, jouant sur des statistiques, on cherche à prouver que les résultats qu'ils donnent n'ont aucune valeur.

Il serait vraiment curieux qu'une méthode de traitement, considérée par tout le monde comme la meilleure à l'heure actuelle, soit en faillite au sanatorium, là où, précisément, on s'efforce de l'appliquer avec une régularité presque mathématique, dans des conditions d'installation, d'hygiène, de confort et de surveillance que l'on ne réalise que très imparfaitement ailleurs.

L'objection ne tient pas debout et je n'insiste

pas, car vous verrez, par la suite, que c'est surtout aux médecins fondateurs de sanatoriums que l'on doit le procédé de traitement de la tuberculose par l'aération et l'hygiène.

Le premier sanatorium connu, le berceau de la méthode, est celui qui fut ouvert par le Dr Brehmer, en 1859, à Gœrbersdorf ; c'est donc à ce médecin, lui-même tuberculeux et cependant mort à un âge avancé, que l'on doit les premiers principes du traitement hygièno-diététique, dans des maisons de cure spécialement aménagées pour cela.

Après Brehmer, le Dr Dettweiler a construit, à Falkenstein près de Francfort, un autre sanatorium payant où il a perfectionné les procédés de cure, par l'emploi systématique de la chaise longue.

Enfin, sans entrer dans la citation des fondations qui se sont succédées dans le même genre, je rappelerais seulement qu'à Davos (Suisse), déjà réputé comme station climatérique favorable aux maladies de poitrine, le Dr Turban a ouvert, il y a 20 ans, un sanatorium modèle où il a introduit une méthode parfaite dans tous ses détails, qui a fait école et à laquelle nous nous conformons ici, en l'adaptant, pour quelques points particuliers, à notre caractère et à nos mœurs.

Presque tous les premiers sanatoriums qui ont été construits se sont adressés aux malades de la classe riche ou aisée, et tous ont admirablement réussi au point de vue des résultats qu'ils ont donnés, surtout par rapport aux résultats que les mêmes malades obtenaient en se soignant isolément dans des stations climatériques pourtant excellentes, et il est facile de comprendre pourquoi.

La cure de la tuberculose est longue et minutieuse; le moindre écart, le plus petit changement de régime, en cours de traitement, peuvent avoir des conséquences déplorables; les malades, quand ils se sentent un peu mieux, commettent souvent des imprudences qui leur font perdre les bénéfices déjà acquis. Aussi prompts à passer des espoirs les plus exagérés, aux découragements les moins justifiés, les tuberculeux ont fréquemment besoin d'être conseillés, guidés et suivis par le médecin, dont l'influence constante auprès d'eux est des plus salutaires, surtout quand il s'agit de les mettre en garde contre tout ce qui peut leur être nuisible, en leur imposant constamment, parfois malgré eux, le genre de vie et l'ordonnance hygiénique qui leur sont absolument nécessaires.

Pour guérir d'une tuberculose, dit le professeur Grancher, il faut, premièrement, *le vouloir*, deuxièmement *le vouloir longtemps!* Or, même en tenant compte d'une direction médicale parfaite, quel est le malade qui, livré à lui-même, aura une force de volonté assez grande, pour, pendant des semaines et des mois, suivre scrupuleusement et sans interruption la règle de vie à laquelle il doit obéir s'il veut se sauver?

Voilà pourquoi, dans les maisons de famille qualifiées *sanatorium*, grâce à des prescriptions réglementaires imposées, grâce aussi à l'influence immédiate des médecins, dont la surveillance, pour tout ce qui concerne la santé et le moral, est toujours en éveil, les malades, sans cesse dirigés et réconfortés, se soignent méthodiquement, parfaitement; aussi les résultats sont-ils généralement bons et satisfaisants.

Il s'ensuit que, pour la classe riche, la valeur du sanatorium est très peu discutée; comme pour la formule même du traitement, l'accord semble fait entre les médecins et voici, d'ailleurs, à ce propos, ce qu'écrivait le professeur Grancher dans un article du *Bulletin médical*, paru le 7 mars 1903.

« Le sanatorium appliqué à la cure tuberculeuse des classes moyennes et riches, a donné et ne cessera de donner de bons fruits. Pourquoi? Parce que, après quelques mois de sanatorium, qu'il renouvellera au besoin, le malade, discipliné et instruit, pourra continuer chez lui aussi longtemps qu'il sera nécessaire, le traitement hygiénique, aération, repos, alimentation, et graduera son travail selon ses forces. Le temps aidant, il guérira, comme on guérit de la tuberculose en la surveillant toujours. »

C'est donc bien entendu, pour les tuberculeux des classes moyennes et riches, le sanatorium est un excellent moyen de traitement; mais nous sommes aussi de ceux qui croient qu'il est non moins bon pour les malades des classes peu aisées ou pauvres, car ce qui réussit aux uns doit pouvoir réussir aux autres.

De grosses objections ont cependant été faites aux sanatoriums populaires; on a prétendu notamment qu'ils coûtent trop cher, qu'on ne pourra jamais assez en édifier pour recevoir tous les malades et que ceux-ci, sortis du sanatorium, ne conserveront pas le bénéfice de leur cure, en raison du genre d'existence qu'il leur faudra reprendre.

Il est évident que l'installation d'un sanatorium

exige beaucoup d'argent et qu'il n'est pas possible actuellement d'en construire pour recevoir 4 ou 5 cent mille tuberculeux; mais il est un point capital qu'on a le tort d'oublier, c'est que, dans ce nombre considérable de malades, une partie seulement est en état de bénéficier de la cure, et ainsi se trouve réduit le chiffre des lits à prévoir.

Le sanatorium, en effet, est un instrument de cure, un organe de prompt secours, dont il faut absolument éliminer les incurables; seuls les poitrinaires tout nouvellement atteints doivent y être admis. Il ne s'adresse pas à tous les tuberculeux mais, exclusivement, à certaines catégories de tuberculeux, choisis parmi les cas susceptibles de guérison. Voilà ce que médecins et philanthropes devraient bien comprendre. Quand ils l'auront compris, ils se rendront compte de tout le bien que l'on peut faire dans nos maisons de cure et ils y viendront mieux informés, cessant de reprocher à ces établissements de coûter cher. (Landouzy.)

Il suffit d'ailleurs de calculer les dépenses nécessitées par l'édification et l'entretien de n'importe quel hôpital, pour arriver à conclure que, dans une certaine mesure, il n'est pas beaucoup plus coûteux d'installer les tuberculeux là où ils doivent être, plutôt que de les répartir dans des services hospitaliers mal disposés et mal aérés où la cure est impossible et ne peut vraiment pas être proposée à des individus qui ne sont qu'au tout premier degré de leur mal.

« Dans une société qui se pique de vouloir pratiquer la solidarité, dit le professeur Landouzy, n'est-il pas légitime, qu'à défaut d'assistance légale, l'ouvrier, l'artisan, le petit employé, le prolétaire en redingote aient la possibilité de se soigner par les meilleures méthodes, en dépit que son maigre budget lui refuse le mode de traitement par lequel sont soulagés et guéris certains des heureux de ce monde. »

Quant au maintien de la guérison, après la sortie du sanatorium, il dépend, surtout, comme la cure elle-même, de l'état de la maladie au début du traitement, et c'est précisément à ce propos qu'il me paraît utile de vous dire une première fois, car j'y reviendrai plus tard, combien il importe de s'arrêter et de se soigner dès l'extrême début de la maladie, alors que les lésions sont à peine commençantes.

Les résultats acquis au sanatorium, après une très bonne cure, commencée au bon moment et suffisamment prolongée, sont de ceux qui peuvent persister et que le malade conservera d'autant mieux que, mis au courant de ce qu'il doit faire et ne pas faire, il saura prendre, chez lui, toutes les précautions de rigueur qu'on lui a indiquées pour éviter les rechutes.

C'est que, en plus de la tâche qu'il se donne de remettre les tuberculeux en santé, le sanatorium les instruit; il est pour eux une école où pendant de longs mois ils vivent des leçons de choses données par l'enseignement mutuel et par les médecins. Aussi a-t-on pu dire, avec beaucoup de raisons, qu'indirectement et par surcroît, le sanatorium travaille à prévenir l'extension de la tuberculose, car, par l'éducation hygiénique reçue pendant leur traitement, les pensionnaires qui sortent de la maison de cure sont tout préparés à devenir, à l'atelier, au bureau, au magasin, comme dans la famille, des propagandistes éclairés de la lutte contre la tuberculose.

Enfin, par son caractère familial et en raison du séjour prolongé qu'y font les malades, le sanatorium crée entre eux une solidarité, un centre de relations utiles que l'on peut maintenir au delà de l'établissement en créant, par exemple, comme je l'ai fait ici, une « *Association amicale* », où les plus déshérités d'entre eux trouveront l'appui moral et matériel qui peut leur faire défaut.

L'idéal est, pour nous, après avoir procuré la cure aux tuberculeux, de leur fournir si possible, au moment de leur sortie, les moyens de ne pas retomber dans les conditions de milieux (habitation malsaine, alimentation défectueuse, métier insalubre, habitudes anti-hygiéniques) qui furent les causes prédisposantes de la maladie. A cela s'appliqueront les ressources de la caisse de l'*Amicale* et les *Bourses de santé* qui, conformément au désir du professeur Landouzy, seront attribuées, pour un temps, aux libérés de la tuberculose.

Le rôle du sanatorium sera donc toujours des plus utiles, et vous voyez qu'on n'exagère pas en disant qu'il représente, tout à la fois : un mode d'assistance précoce, un agent efficace de guérison, un moyen d'éducation antituberculeuse, enfin un instrument de préservation familiale et de prophylaxie générale.

Si, maintenant, nous voulons le reprendre à un autre point de vue, pour donner un aperçu plus immédiat de son organisation intérieure, nous n'avons qu'à nous reporter au tout premier article de notre règlement :

« Toute personne qui entre au sanatorium

doit y vivre comme dans une maison de campagne, dont l'unique objet est de lui procurer, pendant tout le temps nécessaire, avec la vie d'une grande famille, le repos, l'air pur et une bonne alimentation. »

Mais, comme il importe que les prescriptions de l'ordonnance médicale soient scrupuleusement observées par ceux qui doivent en bénéficier; comme, d'autre part, il est impossible de concevoir une agglomération de gens vivant ensemble, sans réglementation de l'existence commune, on trouve, dans chaque établissement, un horaire et des règlements. Ceux-ci, vous le comprenez très bien, sont aussi indispensables à la bonne marche d'une maison que les statuts constitutionnels le sont au bon fonctionnement d'une société.

Vous n'avez donc pas été surpris de recevoir, dès votre arrivée ici, des feuilles imprimées, où vous avez pu lire, article par article, les règles de vie intérieure auxquelles chacun doit se conformer. Le médecin qui vous a reçu a même pris la peine d'attirer spécialement votre attention sur certaines particularités essentielles, dont l'inobservation, dès le premier jour, pourrait être immédiatement très préjudiciable à tout le monde.

Malheureusement, il en est des règlements comme des prescriptions médicales, quand on doit les suivre pendant un long temps. Au début, on s'y conforme assez bien, mais, à la longue, par le fait de la négligence, sous l'influence de l'entraînement ou de l'exemple, certaines habitudes se prennent qui, peu à peu, tendent à se substituer à la règle; de telle sorte que les médecins sont dans l'obligation d'intervenir, pour éviter les inconvénients d'un laisser-aller qui ne manquerait pas d'être nuisible à la santé de ceux qui finissent par oublier qu'ils sont au sanatorium exclusivement pour s'y soigner.

Mais dans ces interventions des médecins, dans tout ce qui touche à la discipline de la maison, à l'hygiène et au traitement, il n'y a rien qui rappelle ce que l'on a si aimablement qualifié de « caporalisme », car tout ce que nous exigeons, de même que les prescriptions du règlement, nous est exclusivement inspiré par le seul intérêt de nos malades.

« Il n'y a de discipline au sanatorium que ce qui est absolument nécessaire pour que la vie en commun soit facile et pour prévenir tout ce qui peut être nuisible *à la santé et à la cure régulière de chaque pensionnaire.* »

Ceci est tellement dans notre esprit, que seuls le médecin-directeur et les médecins-assistants ont qualité pour recevoir les demandes ou réclamations des pensionnaires, lesquels, au point de vue de la discipline générale du sanatorium, ne relèvent que du personnel médical.

Certes, notre tâche est lourde, mais il nous a semblé que le meilleur moyen de la simplifier était de prendre nous-mêmes la plus large part à l'existence de nos pensionnaires, de vivre, pour ainsi dire, de leur vie, de nous trouver à leur contact permanent pour les suivre sans cesse, de voir le plus que nous pouvons de tout ce qui se rapporte à eux et de faciliter notre abord, pour tout conseil qu'ils peuvent avoir à nous demander.

Aussi, êtes-vous informés, par le règlement, qu'en dehors des heures de visite, un médecin est *toujours* à la disposition des malades pour tout événement nécessitant un examen ou une consultation immédiate et, dans la crainte que des imprudences funestes soient commises, nous disons encore que le moindre malaise, le plus petit incident, le plus léger trouble de la santé et de l'état normal doit être porté à la connaissance du médecin-directeur ou d'un médecin-assistant. Nous voulons également, car seuls nous sommes bons juges de ce qui peut être utile ou nuisible à chacun, qu'aucun changement à l'existence journalière ni au régime ne soit apporté — même dans les détails — sans autorisation ou avis préalable du médecin.

C'est dans l'intérêt de l'hygiène que la plus grande propreté et l'ordre sont exigés de tout le monde; c'est pour éviter les poussières et l'introduction de boues malpropres, que nous voudrions voir les pensionnaires s'abstenir de circuler dans la maison avec les galoches et les souliers ayant servi aux sorties et promenades; ce sont les mêmes motifs et des raisons de salubrité que tout le monde comprend, qui veulent qu'en dehors des cas où un malade doit garder la chambre, il soit interdit à qui que ce soit de pénétrer et séjourner, pendant le jour, dans les cabinets de toilette et dans les chambres à coucher.

Prenez ainsi, article par article, comme je viens de le faire au hasard, chacune des prescriptions composant nos règlements intérieurs, et vous y verrez toujours ressortir, au-dessus de toute autre considération, l'intérêt primordial de la santé et du bien-être général de ceux qui viennent ici pour se défendre contre la maladie et se protéger contre la contagion.

Tant valent la méthode et la discipline morale ou hygiénique qui y règnent, tant vaut le sanatorium! et voilà pourquoi vous saurez toujours apprécier, j'en suis sûr, les sentiments de ceux qui s'intéressent à votre sort de tout leur cœur et, pour cela, n'hésitent pas à vous mettre en garde contre vous-mêmes, en reprochant des négligences ou en imposant ce qu'ils savent être nécessaire pour le résultat que vous désirez.

Tel est le sanatorium.

DEUXIÈME CAUSERIE

Définition et nature de la tuberculose. — La tuberculose
est contagieuse. — A propos des microbes et des
accidents qu'ils provoquent. — Le bacille de Koch; sa
recherche dans les produits tuberculeux. — Culture du
bacille de Koch; la tuberculine. — Comment se prend
et se transmet la tuberculose. — Contagion d'homme à
homme et des animaux à l'homme.
Du mode de développement des lésions tuberculeuses
dans le poumon. — Transformations des tubercules;
caséification ou organisation fibreuse. — Cicatrisation
des lésions.

Vous savez tous ce que l'on appelle vulgairement *tubercules*; ce sont des masses saillantes, de
formes variées, que l'on trouve fréquemment chez
les plantes et dont la pomme de terre, par
exemple, est un excellent type. Or, le caractère
essentiel des lésions de la maladie qui nous occupe
étant de se présenter sous la forme de petits
noyaux ou tubercules plus ou moins volumineux,
on lui a donné le nom de *tuberculose*.

Quand les tubercules se développent dans le

poumon, on dit qu'il y a tuberculose pulmonaire, mais sachez que presque tous les organes du corps peuvent en présenter, ce qui fait qu'il existe aussi des tuberculoses de l'intestin, des articulations, des os, du foie, des reins, etc. La première est la plus fréquente et c'est, assurément, celle qui nous intéresse le plus.

Généralement la tuberculose est chronique, c'est-à-dire à marche lente, mettant des mois ou des années à évoluer; mais il existe aussi des formes aiguës, c'est-à-dire à marche rapide, et la phtisie galopante, dont vous avez certainement entendu parler, en est un exemple. Je viens de prononcer le mot de *phtisie* et je dois m'y arrêter, car bien souvent ce terme est employé comme synonyme de tuberculose et, cependant, il n'a pas la même signification.

Phtisie signifie *consomption* et doit être employé pour exprimer le dépérissement, l'amaigrissement, la misère organique, parfois si grande, qui survient dans les dernières périodes de la maladie. Un malade peut être tuberculeux et ne pas être phtisique, de telle sorte qu'on a tort si l'on croit que ces deux mots signifient la même chose et peuvent être employés l'un pour l'autre.

Je ne perdrai pas mon temps à vous démontrer

combien la tuberculose est fréquente et combien est considérable le tribut qu'elle prélève chaque année sur les existences humaines; on n'exagère pas en disant que sur 100 individus, il y en a au moins 60 qui sont ou qui ont été plus ou moins touchés par la tuberculose. C'est donc avec beaucoup de raison que les médecins ont poussé le cri d'alarme et ont cherché les moyens d'enrayer les progrès du mal, tout en s'occupant de vulgariser le plus possible les procédés de guérison.

Il est d'abord une vérité parfaitement établie et que vous ne devrez jamais oublier, c'est que la tuberculose est contagieuse; elle est transmissible et se communique, directement ou indirectement, de l'individu malade au sujet sain. Cette maladie est donc incapable d'apparaître spontanément et, pas plus que le blé ne poussera dans un champ si on n'y a pas semé la graine, le tubercule ne poussera dans le poumon si le germe ne s'y est pas introduit.

Il y a donc un germe, une graine de la tuberculose? Certainement oui, et c'est cette graine que je vous ferai connaître en vous décrivant le microbe tuberculeux. — Par conséquent, on prend la tuberculose comme on prend la rougeole, la diphtérie, la scarlatine, la variole ou toute autre

maladie bien connue de vous comme étant contagieuse; voilà qui est aujourd'hui parfaitement
démontré et admis par tout le monde.

Il n'y a cependant pas très longtemps que cette
vérité est acquise et je ne vous surprendrai pas
en disant qu'autrefois la phtisie était surtout considérée comme un mal directement héréditaire, à
la façon de certains vices des humeurs ou certaines tares, tels que rhumatisme, cancer, épilepsie par exemple, dont le passage des parents
aux descendants est généralement accepté.

Nous verrons ce qu'il faut penser de l'hérédité
en matière de tuberculose.

C'est un médecin français, Villemin, professeur
au Val-de-Grâce, qui, le premier, en 1865, fournit
la preuve expérimentale, décisive, de la contagio-
sité de la tuberculose; mais avant Villemin, à qui
revient la gloire d'en avoir apporté les preuves
scientifiques, la contagion de la phtisie était
admise par tradition, au XVIe, au XVIIe et au
XVIIIe siècle, dans quelques contrées méridionales,
notamment en Provence, en Espagne, dans les
Romagnes et dans le royaume de Naples.

Les expériences de Villemin, répétées, variées
et reconnues exactes par d'autres savants, affir-
maient la transmissibilité du mal; il restait à

découvrir l'agent transmetteur; ce fut l'œuvre du savant allemand Robert Koch, dont le nom vous est peut-être plus connu.

Examinant, au microscope, des produits tuberculeux, qu'il avait soumis à des colorations spéciales, Robert Koch, en 1882, y découvrit un microbe, un bacille particulier, toujours le même dans toutes les analyses, qui, de plus, isolé et inoculé à des animaux, reproduisit la maladie.

La preuve était complète. La tuberculose est donc bien une maladie qui se transmet par un microbe.

Comme on parle bien souvent de *microbe*, sans savoir exactement ce que sont ces sortes de petites bêtes, je vous dirai, en passant, que les microbes ou bactéries appartiennent à la catégorie des plantes; ce sont des végétaux inférieurs de la famille des champignons, d'une petitesse telle qu'on ne peut les voir qu'avec un microscope. Il y en a partout, répandus à profusion : dans l'air, dans la terre, dans l'eau, sur tout ce que nous touchons, à la surface et dans le corps de l'homme et des animaux.

Les formes de ces microbes sont très variées. Les uns ressemblent à des petits bâtons, ils sont cylindriques, droits ou recourbés; ce sont ceux que l'on appelle *bacilles*; d'autres ont l'aspect de petits grains arrondis, comme des œufs de hareng, on les appelle *microcoques*; d'autres, enfin, sont formés par des petits filaments ondulés, roulés en spirale, comme un tire-bouchon, on les nomme *spirobactéries*.

Comme les champignons, les microbes se reproduisent avec une rapidité extrême, empruntant leur nourriture au milieu dans lequel ils vivent et déversant, dans ce milieu, les produits qu'ils sécrètent et dont quelques-uns sont des poisons violents. Vous avez entendu parler des accidents provoqués par des aliments avariés, par du gibier ou de la viande corrompus, par les fameux canards à la rouennaise; eh bien! ces accidents proviennent de ce que, dans ces aliments corrompus, dans le sang de ces canards, etc., se trouvent des poisons sécrétés par les microbes de la putréfaction.

Tous les microbes ne sont pas dangereux, il y en a même qui sont utiles; mais il en est beaucoup aussi qui s'introduisent dans le corps de l'homme et des animaux, y vivent comme des parasites et provoquent des maladies dont les symptômes sont occasionnés par les poisons qu'ils déversent dans le sang.

Le tétanos, la diphtérie, la fièvre typhoïde, la petite vérole, etc., sont occasionnés par des microbes. Il en est ainsi de la tuberculose et son microbe à celle-là est le fameux bacille découvert par Koch.

Les premiers jours de votre arrivée au sanatorium et chaque fois que vous passez la visite, on vous remet une petite boîte en verre, pour recueillir vos crachats; c'est dans ces crachats que nous recherchons les bacilles et je suis certain que vous serez intéressés par la manière dont on s'y prend pour les voir.

Avec une aiguille en platine, bien flambée, on prend une goutte de crachat; on étend cette goutte sur une lamelle de verre, en couche aussi mince que possible, et on laisse sécher. Ceci fait, on trempe la lamelle de verre dans une teinture, préparée avec de la fuchsine et du phénol et, ainsi, on colore en rouge tout ce qui se trouve dans la goutte de crachat desséchée. Les bacilles, s'il y en a, sont colorés comme le reste, seulement, pour les distinguer du reste, on lave d'abord la plaque à grande eau, puis on la plonge dans un mélange composé d'une solution d'acide sulfurique et d'une couleur bleue. L'acide sulfurique enlève le rouge partout, *excepté sur les bacilles,* de telle sorte que seuls les éléments du crachat autres que les bacilles se colorent en bleu.

Une fois ce travail de teinturier achevé, on lave encore la lame, on la fait sécher et on la place sous la lunette d'un microscope grossissant 700 ou 800 fois. On aperçoit alors, ressortant sur un fond bleu, des petits corps allongés, colorés en rouge, ayant la forme et l'aspect de petits bâtonnets, droits ou parfois incurvés, isolés ou groupés deux à deux, quelquefois en amas; ce sont les bacilles de Koch.

Tous vous pourrez les voir et vous constaterez qu'ils ne sont pas gros; 2 à 6 millièmes de millimètre de long, telles sont les dimensions habituelles de ces organismes malfaisants.

A la façon des champignons et de même que la plupart des autres microbes, les bacilles de Koch peuvent être cultivés hors de l'organisme, mais cette culture artificielle ne se fait pas toujours facilement, car le microbe tuberculeux exige un terrain spécial, et, comme il ne le trouve pas toujours à son goût, il arrive fréquemment que les premiers ensemencements restent stériles.

Les milieux qui conviennent le mieux, pour ce genre de culture, sont le sérum du sang coagulé contenant un peu de glycérine; le bouillon de bœuf additionné de glycérine et de sucre; des fragments de pomme de terre, enfermés dans des tubes spéciaux, également glycérinés.

Quand on a réussi à acclimater des bacilles à ces milieux, ils finissent par y pousser assez bien et on arrive à obtenir des récoltes assez abondantes pour pouvoir extraire, des bouillons qui les ont fournies, les poisons spéciaux que les microbes y ont déversés et que l'on désigne généralement sous le nom de *tuberculines*.

La tuberculine, la fameuse *lymphe de Koch*, dont certainement vous avez entendu parler, n'est pas autre chose qu'un bouillon de culture concentré, débarrassé des microbes qui y ont vécu, et auquel on ajoute de la glycérine pour assurer sa conservation.

D'après ce que je viens de vous dire, vous savez maintenant que, dans les crachats des malades atteints de tuberculose pulmonaire, on trouve des bacilles de Koch, cependant je dois ajouter qu'on n'en trouve pas dans tous les crachats. Un tuberculeux, en effet, peut avoir des lésions pulmonaires, sans expectorer des bacilles ; on dit alors que la tuberculose est *fermée*, tandis que, dans le cas contraire, on la dit *ouverte*. Il faut savoir aussi qu'un individu qui, à un moment donné, ne rejette pas de bacilles, peut en expectorer à d'autres moments, quelquefois en quantité considérable, de telle sorte que, une grande irrégularité pouvant exister dans ces éliminations de microbes, un seul fait capital doit rester profondément gravé dans votre esprit, c'est que les crachats de tuberculeux renferment des bacilles, et que le nombre de ces bacilles peut être énorme, au point que l'on a pu calculer qu'un malade crachant seulement une fois par heure, expectorait plus de *sept millions* de bacilles en 24 heures.

Vous comprenez alors comment la maladie peut se propager et l'acharnement que les médecins, ainsi que les hygiénistes, mettent à condamner la dégoûtante habitude de cracher par terre. — En effet, supposez qu'il s'agisse d'un crachat de poitrinaire, ce crachat se dessèche, se réduit en poussière fine, qui, par des procédés multiples se soulève et se mélange avec les poussières du sol et des planchers, introduisant ainsi, dans l'air respirable, un nombre important de germes tuberculeux très actifs.

D'ailleurs, indépendamment des bacilles provenant des crachats desséchés, l'air que nous introduisons dans notre poumon peut être infecté par les particules liquides, trivialement appelées postillons, s'échappant de la bouche ou du nez des malades, pendant qu'ils parlent, toussent ou éternuent.

Vous entrevoyez alors, et sans plus d'explication, quel est, dans l'immense majorité des cas, le procédé le plus habituel de transmission de la tuberculose : c'est la respiration dans un air contenant des poussières chargées de bacilles ou souillé par des gouttelettes échappées de la bouche d'un malade qui ne prend pas de précautions, pendant qu'il parle, tousse ou éternue. C'est donc par les voies respiratoires que l'on contracte le plus souvent la tuberculose, et voilà pourquoi aussi le poumon est l'organe qui est le premier et le plus gravement atteint.

Ce n'est pas, du reste, le seul procédé de contamination, car les germes peuvent également s'introduire par la bouche et les voies digestives. Dans d'autres circonstances, un individu sain peut encore contracter le mal par les *rapports multiples* et plus ou moins *étroits* qu'il est appelé à avoir avec le poitrinaire ; en vivant dans sa grande intimité, en l'embrassant, en partageant son lit, en mangeant après lui, ou en se servant, sans précaution ni désinfection préalable, des objets divers, ustensiles, vêtements, mouchoirs, etc., souillés par lui.

C'est de ces multiples manières et par manque de précaution ou simplement de propreté qu'on voit la tuberculose se propager dans une famille, dans un bureau, dans un atelier, etc., le germe passant du mari à la femme, ou inversement, des parents aux enfants, d'un camarade de travail à ses voisins, etc., etc.

En plus de ces cas de contagion d'homme à homme, je dois enfin vous apprendre qu'il existe d'autres causes d'infection, non moins certaines, dans la possibilité de la transmission de la maladie par les animaux ou les produits d'animaux atteints d'une tuberculose plus ou moins avancée.

En effet, la maladie qui nous occupe et vous intéresse à tant de points de vue n'est pas spéciale à l'espèce humaine ; on la rencontre chez tous les animaux domestiques : bœuf, cheval, porc, mouton, chèvre, chien, chat, poulets, etc., animaux qui peuvent devenir un danger pour l'homme, en servant d'intermédiaires et d'agents de transport pour le germe du malade.

Il s'ensuit que l'on doit se mettre en garde, notamment, contre la viande et surtout le lait provenant d'animaux tuberculeux.

La viande, je m'empresse de le reconnaître,

n'est pas très redoutable car il est exceptionnel
de rencontrer des tubercules dans les chairs,
tandis que le danger lié à la consommation du
lait est bien plus important, d'abord, parce que
ce liquide est fréquemment absorbé à l'état cru,
ensuite parce qu'il constitue l'alimentation essen-
tielle de l'enfance, particulièrement prédisposée
aux infections par le tube digestif; enfin parce
que la mamelle des vaches malades est fréquemment le siège de lésions tuberculeuses.

A ce sujet, pourtant, je ne puis passer sous
silence un fait important, qui a eu un grand
retentissement et que ceux d'entre vous qui ont lu
les chroniques scientifiques des journaux quoti-
diens, vers juillet 1901, n'ont peut-être pas oublié.

A cette époque, presque tous les journaux ont
annoncé que le professeur Koch, ne croyant plus
à la communauté d'origine de la tuberculose de
l'homme et des animaux, estimait inutiles les
mesures ou précautions prises contre la transmission de la tuberculose par le lait ou la viande
des bêtes tuberculeuses.

Des polémiques ardentes ont été soulevées par
cette affirmation ; je m'abstiendrai d'en repro-
duire ici les arguments, car nous n'en finirions
pas, mais, jugeant très impartialement les faits,

je puis vous déclarer que l'opinion de Koch n'a pas prévalu. La généralité des savants et des médecins soutient que le professeur allemand s'est trompé ; tout le monde croit encore que la tuberculose humaine, comme celle des animaux, provient d'un seul et même bacille ; on estime que si ce bacille présente des variétés ou races spéciales, plus particulières à certaines espèces d'animaux, il n'est pas moins capable de provoquer la maladie chez les unes comme chez les autres ; on reste convaincu de la possibilité de la transmission de la tuberculose, du bétail à l'homme et de l'homme au bétail ; par conséquent rien ne doit être changé relativement à ce que nous disions à propos de la viande et du lait des animaux tuberculeux.

L'agent de la contagion étant maintenant connu de vous, je crois intéressant de vous le montrer en action, par un exposé très sommaire du mode de développement des lésions qu'il provoque dans le poumon.

Avant cela il est utile de vous rappeler que les corps organisés et, par conséquent, les différents organes qui constituent le corps de l'homme et des animaux sont formés par des réunions de petits éléments rassemblés comme les pierres ou

les briques dans un édifice, éléments microsco-
piques, de formes variées suivant l'organe, auxquels on donne le nom de *cellules*.

Dans le sang, le liquide le plus important du
corps, on trouve aussi des cellules, mais celles-ci
sont libres et entraînées par le mouvement du
sang; elles courent dans les veines comme des
petits cailloux dans une rivière. Parmi les cellules
du sang, il en est de très importantes, qu'on
appelle des *leucocytes* ou globules blancs. Ces
leucocytes sont des petits éléments, jouissant
d'une mobilité propre, qui se faufilent partout,
même hors des veines, et se réunissent, en particulier, dans tous les points du corps où se développe une irritation et une inflammation.

Ceci posé, admettant que le poumon, comme
les autres organes, est formé par une agglomération de cellules particulières et reçoit du sang
ainsi que des leucocytes, supposez que des bacilles
de Koch aient été respirés par un individu. Ces
bacilles, introduits par le nez ou par la bouche,
sont entraînés, avec l'air et les poussières, dans
la trachée, dans les bronches et peuvent arriver
jusqu'au plus profond de l'organe.

Une fois arrêtés au milieu du tissu pulmonaire,
les bacilles, *si les conditions leur sont favorables,*

commencent par se multiplier sans rien abîmer autour d'eux ; mais, comme il leur faut vivre, ils prennent l'offensive et attaquent. Ils pénètrent, d'abord, dans les cellules du poumon et s'y installent pour y vivre en parasites. Au contact de ces hôtes étrangers, qui, en plus de la gêne qu'ils produisent par leur présence, paient leur loyer en déversant des poisons, les cellules pulmonaires subissent une irritation nutritive et formatrice qui se traduit par la multiplication non seulement de celles qui sont touchées mais de toutes celles qui les entourent. Comme à la suite de l'introduction d'une épine dans un doigt, une inflammation se produit là où les microbes se sont installés, et cette inflammation a pour conséquence une arrivée en masse des fameux leucocytes dont je vous parlais tout à l'heure. Ces leucocytes, que l'on a justement appelés les gendarmes de l'organisme, se réunissent pour lutter contre l'envahisseur ; leur rôle est d'atteindre les bacilles, partout où ils se trouvent, de les entourer, de les englober et finalement de les détruire en les digérant, après les avoir absorbés.

La lutte est donc ouverte entre les envahisseurs microbes et les cellules qui, pour défendre la place, cherchent à les manger. De part et d'autre, pour se nuire, on sécrète des poisons; mais les poisons produits par les bacilles ont l'avantage d'être particulièrement dangereux, de telle sorte que les leucocytes sont souvent repoussés ou tués.

Cependant, si les leucocytes sont actifs et forts, si, surtout, les bacilles sont peu virulents et peu nombreux, ils sont rapidement anéantis et la victoire reste à l'organisme.

Par contre, si les bacilles sont virulents et surtout nombreux, ils triomphent et la maladie évolue.

Il se forme alors, dans les points attaqués, des petits foyers, des petits noyaux, qui sont ainsi constitués : au centre une grande cellule, dite géante, qui provient de l'entassement et de la fusion de tous les leucocytes vaincus; autour de cette grande cellule sont groupées des cellules assez volumineuses, provenant de la multiplication des éléments du poumon, et, tout au pourtour, à la périphérie, formant la couche externe, des petites cellules rondes qui sont d'origine lymphatique. Les bacilles victorieux, causes de cette formation, sont installés dans ou entre les cellules.

On appelle *follicules tuberculeux* les petits noyaux que je viens de vous décrire, et ce sont ces follicules qui, en s'agglomérant, forment les *tubercules* proprement dits, dont les dimensions varient beaucoup, suivant les cas. S'il est des tubercules qui sont gros comme des grains de millet, il en est d'autres qui, par réunion des plus petits, atteignent la grosseur d'un haricot, d'une noisette, d'une noix, voire d'un œuf.

Si vous me demandez maintenant ce que peuvent devenir les tubercules ainsi formés, je vous répondrai que, pour eux, deux transformations principales sont possibles.

Dans la première, appelée *caséification*, les éléments de la lésion dégénèrent du centre à la périphérie; par un travail destructif, occasionné par les poisons des microbes, les cellules disparaissent peu à peu et sont remplacées par une masse jaune, d'abord résistante, mais qui se ramollit de plus en plus, au point de ressembler soit à du fromage, soit à une sorte de bouillie purulente, jaunâtre, qui tend à s'éliminer par les bronches et est rejetée avec les crachats.

C'est la fonte et la destruction des tubercules par le centre, suivie de l'élimination du contenu, qui aboutit à la formation des cavités connues sous le nom de *cavernes pulmonaires*.

La deuxième transformation est plus intéressante, car elle aboutit à la cicatrisation et à la guérison.

Au lieu de dégénérer, de fondre et de se ramollir, les éléments du tubercule sont envahis par des faisceaux de fibres denses, analogues à celles que l'on rencontre dans les tissus de cicatrice; cette charpente solide, sur laquelle les bacilles ne peuvent pas mordre, remplit tout le tubercule et laisse finalement à sa place une cicatrice dense de réparation.

Un fait important est à noter, c'est que ce travail de réparation sera d'autant plus facile et d'autant plus profitable au malade que les lésions seront plus récentes, moins étendues et moins avancées; d'où la nécessité de le faciliter plus tôt, dès les premières atteintes de la maladie.

J'ajouterai en terminant que, pendant que la lutte s'établit entre les bacilles et les leucocytes, l'organisme qui en est le siège présente des troubles de santé, dont la plupart sont dus aux poisons sécrétés par les microbes. Une partie de ces poisons, en effet, peut pénétrer dans le sang et provoque l'affaiblissement, les malaises, les modifications de circulation, la fièvre, les sueurs nocturnes, etc., qui signalent le début d'une évolution tuberculeuse.

TROISIÈME CAUSERIE

Dans ma dernière causerie, il est une phrase
qui, je le suppose du moins, a dû vous intriguer.
Je vous disais, parlant du développement de la
maladie : « Une fois arrêtés au milieu du tissu
pulmonaire, où ils se sont introduits, les bacilles,
si les conditions leur sont favorables, commencent
par se multiplier. »

« Si les conditions leur sont favorables, » c'est
une réserve que je faisais et qui mérite de retenir

votre attention, car vous allez voir combien elle est importante.

Quand un cultivateur veut obtenir une récolte, il ne se contente pas de semer les graines dans un champs pris au hasard. Sachant qu'il est des terres naturellement impropres à certaines cultures, il choisit d'abord le terrain convenable; puis il le travaille, il le prépare et y ajoute au besoin, sous la forme de fumier ou d'engrais, les éléments nutritifs qui peuvent manquer et sont nécessaires à la plante qu'il désire cultiver.

Eh bien, il en est absolument de même pour les microbes et pour le bacille de Koch, graine de la tuberculose. Pour pousser et se développer, le germe tuberculeux exige un terrain organique apte à le recevoir. Comme la plupart des plantes, le végétal inférieur que représente notre fameux bacille doit, d'abord, pour végéter, trouver son milieu de culture et, à cet égard, il est, heureusement, assez difficile. Je dis que le bacille est, heureusement, difficile et, en effet, on le trouve partout, les malades sont légions, les causes de contagion sont multiples, il n'est pas d'individu qui, nombre de fois, n'ait eu l'occasion de respirer des germes et d'en héberger momentanément dans ses narines, dans son larynx ou dans ses poumons; beaucoup, certainement, sont ou ont été *ensemencés*, mais tous ne sont pas devenus tuberculeux. Pourquoi? Parce que tous n'avaient pas le terrain favorable.

Toute l'histoire de la contagion, de l'évolution et de la guérison de la tuberculose est étroitement liée à la question du terrain. On échappe à la maladie parce qu'on n'a pas le terrain tuberculisable, on la prend dans le cas contraire et on en guérit en modifiant le terrain d'abord favorable.

Il y a donc des individus dont l'organisme est impropre à la culture du bacille de Koch, tandis qu'il en est d'autres qui peuvent être considérés comme des prédestinés à la tuberculose.

Le professeur Landouzy, qui, avec beaucoup d'autres d'ailleurs, s'est intéressé à la question du terrain humain tuberculisable, mais a plus que les autres cherché à bien signaler et à définir les individus qui le possèdent, à écrit ceci :

« Tout démontre aujourd'hui, l'observation clinique et l'expérimentation, que l'infection tuberculeuse et l'intoxication par le poison tuberculeux ne réussissent que sur des organismes prédisposés, que sur des sujets qui ne disposent pas de défenses suffisantes, par suite de certaines propriétés innées ou acquises, permanentes ou momentanées. »

Par conséquent, nous reconnaîtrons :

1° Des prédispositions naturelles, de naissance.

2° Des prédispositions acquises.

3° Nous signalerons certaines influences et conditions d'existence, capables de favoriser ou de développer ces prédispositions.

La prédisposition est naturelle ou innée quand les individus l'apportent en naissant. Tel est le cas des enfants nés de mère ou de père tuberculeux, car il nous faut certainement considérer l'*hérédité* comme une cause prédisposante de tout premier ordre; c'est un fait vulgaire. En dehors même des gens qui s'occupent tout spécialement de médecine, on voit attribuer à l'hérédité un rôle prépondérant dans la transmission de la tuberculose, et il n'est pas un d'entre vous, j'en suis sûr, qui n'ait été impressionné par l'histoire de malheureux enfants nés d'un père ou d'une mère phtisique, qui le sont devenus eux-mêmes ou que l'on croit fatalement destinés à le devenir. Que de fois l'on entend dire : « Un tel ne va pas bien, il doit être poitrinaire; ça n'a rien d'étonnant sa mère est morte de la poitrine. » Oui, l'hérédité de la tuberculose est réelle, il faut y croire mais ne pas en exagérer l'importance; il importe avant tout de savoir *comment elle se manifeste.*

Dans un premier cas, et c'est de beaucoup le plus exceptionnel, l'enfant né de parents tuberculeux peut, en naissant, contenir et apporter avec lui les germes de la maladie, qu'il a reçus dans le sein de sa mère.

Il vient au monde *tuberculisé* et peut présenter, plus ou moins longtemps après sa naissance, les accidents divers de sa tuberculose congénitale. Mais, je le répète, si parfois on a trouvé des fœtus ou des nouveau-nés porteurs de bacilles actifs, ces cas sont très exceptionnels et, soit chez l'homme, soit chez les animaux, ils constituent des raretés.

Tout autre est la prédisposition à contracter la tuberculose qu'apportent, en naissant, les enfants nés de poitrinaires. Ceux-là ont l'hérédité du terrain; ils n'ont pas le bacille mais ils sont tout préparés à lui donner asile, dans les nombreuses circonstances où ils le rencontreront. Ils ont toutes les qualités du terrain organique qui convient à ce bacille et, ces qualités, ils les ont reçues en héritage de leurs parents. Ils sont *tuberculisables* et non encore *tuberculisés*.

Les enfants de tuberculeux ont donc toutes chances pour le devenir à leur tour, mais retenez bien que ce n'est pas une fatalité à laquelle ils sont impitoyablement voués, car presque tous, au contraire, si on sait leur éviter les causes ultérieures de contagion et les placer dans des conditions hygiéniques convenables, échapperont très bien à la maladie. Malheureusement, les enfants de tuberculeux, déjà héréditairement prédisposés à contracter la maladie, ont d'autant moins de chance d'y échapper que, cohabitant et vivant en contact permanent avec leurs parents malades, ce sont ces derniers qui, tôt ou tard, leur transmettent le germe.

Toutefois j'insiste sur ce que vous devez voir de rassurant dans ce que je viens de vous dire. Sachez bien et n'oubliez jamais que les enfants de tuberculeux, bien que très prédisposés, échapperont parfaitement à la maladie si on sait les protéger contre la contagion et si on modifie leur hérédité de terrain par une hygiène convenable, dans laquelle ils puiseront la résistance qui leur manque naturellement.

A côté de l'hérédité tuberculeuse proprement dite, il y a lieu de citer certaines prédispositions que les enfants reçoivent de leurs parents, quand ceux-ci sont atteints d'alcoolisme, de syphilis ou d'intoxication par le plomb.

Non seulement l'alcoolique prépare son terrain

à la tuberculose, mais ses enfants sont remarquablement prédisposés à prendre cette maladie. L'influence héréditaire des excès d'alcool est connue depuis longtemps et je n'en veux pour preuve que l'opinion de Jacques Amyot, disant, dans ses commentaires de Plutarque, que l'ivrogne n'engendre rien qui vaille.

Chétifs, malingres, dans un état de langueur et de dépérissement plus ou moins grave, les descendants de buveurs contractent très fréquemment la tuberculose; c'est chez eux que les formes infantiles de cette maladie se manifestent avec le plus de fréquence. La citation de quelques exemples vous édifiera à cet égard.

Un ménage d'alcooliques a 13 enfants; 7 sont morts de méningites, 6 sont vivants mais tous les 6 sont tuberculeux.

Un alcoolique invétéré meurt de tuberculose, laissant 3 enfants; 2 sont tuberculeux, dont l'un succombe par la suite; le troisième est atteint de débilité.

Voici un ivrogne remarquablement prolifique, puisqu'il compte 17 enfants; malheureusement, sur les 17, 12 meurent en bas âge; des 5 survivants, trois sont tuberculeux.

Je termine par quelques chiffres des plus suggestifs. Sur 288 enfants appartenant à 63 ménages entachés d'alcoolisme, 132 sont morts dont 68 de tuberculose ; des 156 encore vivants, 24 sont déjà tuberculeux et l'on peut présumer que le nombre de ces derniers augmentera.

Ces faits précis se passent de commentaires !

Enfin, on considère généralement comme prédisposés, par nature, à la tuberculose : les sujets atteints de débilité congénitale, les enfants précoces, dont la croissance en longueur a été rapide, entraînant une disproportion choquante entre la taille et la corpulence. Ces êtres mal venus ont un aspect chétif, ils sont minces, élancés, maigres ; leur cou est long et gracile ; ils ont la poitrine étroite, aplatie, souvent déformée, le dos parfois voussé ; leurs membres, remarquablement longs, sont grêles, peu musclés et sans vigueur ; les mains très allongées sont pourvues de doigts fluets, pâlissant au moindre froid. Généralement faibles ces individus sont doués d'une grande impressionnabilité nerveuse.

Candidats sérieux à la tuberculose sont encore, d'après le professeur Landouzy, les roux, aux poils blonds ardents, dont la peau blanche, fine, transparente, marbrée de veinules, est le plus souvent tachetée de macules et de rousseurs. C'est ce que, deux mille ans avant nous, Hippocrate exprimait de la façon suivante : « L'apparence extérieure de mes phtisiques était celle-ci. Ils étaient glabres, avaient la peau blanche et marquée de taches de rousseur, ils avaient les poils roux, des yeux d'un bleu d'azur, la chair molle et des ailes aux épaules. » — Par « ailes aux épaules » Hippocrate faisait allusion au décollement, avec saillie, des omoplates, si fréquent chez les individus dont il parlait.

Voilà pour les prédispositions innées.

Quant aux prédispositions acquises, elles proviennent soient de maladies antérieures, soit de conditions d'existence ou de milieu, antihygiéniques et défectueuses.

Parmi les maladies qui jouissent de la réputation de préparer le terrain de la tuberculose, je vous citerai les affections aiguës des voies respiratoires : bronchites, pleurésie, fluxion de poitrine ; la grippe, la petite vérole, la fièvre typhoïde, la rougeole, la coqueluche ; la diphtérie, surtout quand celle-ci a nécessité une trachéotomie ou l'intubation du larynx.

Interrogez certains tuberculeux sur l'origine de leur mal, vous en trouverez certainement qui accuseront « un rhume négligé », d'autres une

« mauvaise bronchite », d'autres une pleurésie plus ou moins ancienne, d'autres enfin vous parleront d'une « grippe mal soignée », etc., et beaucoup auront raison.

Un rhume, une simple bronchite ouvrent bien souvent la porte aux bacilles de Koch et préparent admirablement le terrain sur lequel il doit végéter. Écoutez ce que dit le professeur Debove, actuellement doyen de la Faculté de Paris :

« Tout individu atteint de bronchite court un véritable danger. S'il néglige toute précaution et devient phtisique, les gens du monde auront raison en affirmant qu'il l'est devenu à la suite d'un rhume négligé. »

Il est d'autant plus juste d'ajouter de l'importance à une pleurésie, que certains médecins, et des plus compétents, le professeur Landouzy notamment, estiment que la pleurésie est le plus ordinairement la première manifestation du mal. Quant à la grippe, on songera d'autant moins à lui disputer le tribut qu'elle apporte à la prédisposition tuberculeuse que, dans certaines de ses formes malignes, elle atteint directement les organes respiratoires.

Il en est de même pour la rougeole et la coqueluche, dont l'influence prédisposante bien connue s'expliquerait par la bronchite qui les accompagne presque toujours.

Enfin, le croup ou diphtérie est assez connu de tout le monde pour que vous sachiez, peut-être, que dans certains cas graves, afin de faire respirer les petits malades, on est obligé d'introduire un tube métallique dans le larynx, parfois même d'ouvrir la trachée sur le devant du cou; or, il paraît démontré que, parmi les enfants qui ont subi ces opérations, surtout la dernière, bien peu parviennent à l'âge d'homme, car ils sont frappés avant par la phtisie.

L'explication de cette susceptibilité des anciens trachéotomisés à l'égard de la tuberculose se trouverait dans l'altération de la muqueuse au niveau de la cicatrice, faisant que les bacilles, introduits avec les poussières, rencontreraient moins de résistance à leur pénétration et à leur développement.

Personnellement, je crois que cette explication doit être complétée en accordant une bonne part à la diphtérie elle-même. Par l'intoxication générale qui l'accompagne et qui retentit profondément sur la nutrition du sujet, par les lésions graves qu'elle détermine dans les voies respiratoires, la diphtérie est bien capable de créer la prédisposition, mais je ne doute pas que la trachéotomie soit une circonstance aggravante de première valeur.

A la suite des maladies que je viens de vous citer, dont l'influence prédisposante est bien établie, il me paraît intéressant de vous parler du rôle que l'on attribue aux contusions ou blessures accidentelles de la poitrine, dans l'évolution de certaines tuberculoses.

J'ai eu l'occasion de soigner des malades, et ici même j'en ai trouvé deux, qui faisaient remonter le début de leur mal à une pleurésie provoquée par une blessure accidentelle, reçue au thorax et ayant, dans un cas, fracturé une côte. Ces faits sont connus en médecine et peuvent même se présenter sous une autre forme, telle que, par exemple, la phtisie traumatique des mariniers. Vous savez que, pour manœuvrer leur bateau, les mariniers se servent d'une longue perche ou gaffe, dont ils appuient l'extrémité sur leur poitrine, un peu en dessous de l'épaule, pour pouvoir pousser avec énergie. Or les pressions répétées de cette gaffe produisent, à la longue, une sorte de contusion qui finit par retentir sur le sommet du poumon et y favorise le développement du bacille tuberculeux. Aussi a-t-on vu certains de ces ouvriers éprouver d'abord des douleurs sourdes et profondes au niveau du point comprimé, puis se mettre à tousser et présenter ensuite tous les signes de la maladie.

Réservant pour une causerie spéciale la question de l'*alcoolisme*, dans ses rapports avec la tuberculose, il me reste maintenant à vous signaler les influences qui, plus indirectement, mais aussi sûrement, sont capables de préparer le terrain tuberculisable et de favoriser la contagion.

En règle générale, toute cause d'affaiblissement, toute influence pouvant aboutir à la déchéance organique et à la misère vitale, diminue ou annule la résistance à la contagion et favorise la tuberculose.

Ainsi en est-il de la mauvaise hygiène, de l'habitation dans des logements insalubres, trop étroits, manquant d'air et de lumière; de la malpropreté; d'une alimentation insuffisante ou malsaine; de l'existence dans des locaux, ateliers, usines, bureaux, salles d'école, etc., où l'air est vicié par l'agglomération des individus, un chauffage défectueux, un dégagement de vapeurs ou la mise en suspension de poussières irritantes; du travail forcé dans des milieux mal aérés; du surmenage, sous toutes ses formes, corporel, intellectuel ou moral; des abus et des excès de toute nature.

En créant la misère du corps, toutes ces causes préparent le terrain tuberculeux, de telle façon qu'un individu robuste et sans aucune tare peut très bien devenir la proie du bacille, s'il s'expose ou si, par état social, il est exposé à l'une quelconque de ces influences déprimantes.

Aussi, partout, les chiffres les plus élevés de mortalité par phtisie pulmonaire sont-ils fournis par les classes peu aisées, besogneuses, et par les habitants des quartiers ouvriers et pauvres.

A Paris, par exemple, tandis que la mortalité est de 11 p. 10 000 dans le quartier des Champs-Élysées, elle atteint 104 p. 10 000 dans le quartier de Plaisance.

C'est la même chose dans les grandes villes de province; ainsi, à Nancy, depuis dix ans, la rue Saint-Jean, habitée par des gens aisés ou riches, compte une proportion de 20 décès tuberculeux pour 10 000 habitants, tandis que dans la rue Claudia, de beaucoup la plus pauvre, cette proportion atteint 114 p. 10 000.

Ah! quelle belle croisade il y a à poursuivre contre la mauvaise hygiène, contre l'existence misérable et surtout contre les locaux insalubres et les taudis. Ce sont là, dans les villes comme dans les campagnes, les grands foyers où se cultive, d'où se répand et se propage la tuberculose.

« Quand l'air et la lumière ne pénètrent pas dans une maison, dit un proverbe persan, le médecin y entre souvent. »

Il y a quelques années, le Dr Lortet s'est imposé la pénible tâche d'explorer les loges de concierges, dans la ville de Lyon ; il a constaté que les trois quarts ou même les quatre cinquièmes des malheureux pipelets payaient un large tribut à la phtisie pulmonaire ; mais à côté de cela, écoutez ce qu'il dit : « Sur les 17 600 maisons qui s'élèvent dans la ville de Lyon, on peut hardiment affirmer que les huit dixièmes offrent des loges absolument inhabitables, pour les êtres humains, à cause de leur obscurité, à cause de leur manque d'aération ou de leurs dimensions insuffisantes. La plupart de ces loges devraient être frappées d'interdiction ».

Quant à l'insalubrité d'un logement s'ajoutent l'encombrement et la malpropreté, ce qui est souvent la règle, on trouve réalisées au complet les conditions les meilleures pour la propagation des maladies contagieuses, et le bacille a tout ce qu'il lui faut pour sévir avec rage.

A Paris, sur 2 millions et demi d'habitants, 365 000 environ vivent dans des logements dont chaque personne ne dispose pas même de la moitié d'une pièce; plus de 300 000 occupent des logements insalubres.

Aussi, dans beaucoup de ces taudis, que voyez-vous?

Des chambres étroites où l'on fait tout : on y cuisine, on y mange, on y dort; un désordre et une saleté parfois repoussante sont, hélas, les seuls ornements du foyer; l'air, à peine ou jamais renouvelé, prend à la gorge. S'il y a un malade, il tousse, il crache par terre et souille tout ce qu'il touche. Admettez, maintenant, ce qui est malheureusement exact, que, dans ces antres de misères, vivent pêle-mêle des hommes, des femmes et des enfants, et étonnez-vous, si vous le pouvez, de la fréquence et des ravages de la tuberculose en pareils milieux.

Après l'exposé de semblables tableaux, je pourrais m'arrêter et conclure, mais il me reste encore à vous entretenir d'une cause prédisposante à la tuberculose, que vous ne devez pas ignorer, car les déductions à en tirer ont un intérêt pratique immédiat. Il s'agit de l'immigration des habitants de la campagne dans les grandes villes.

Tout récemment, le Dr Georges Bourgeois a publié sur cette question un travail très documenté, plein de preuves décisives, par les faits et les chiffres qui y sont minutieusement rapportés.

Pour nous en tenir à Paris, il est établi d'abord, que, comme toutes les grandes villes, Paris est surtout un centre d'immigration. Les deux tiers au moins des habitants sont formés d'immigrants, dont le nombre augmente chaque année. Ainsi, ce nombre, qui était de 1 541 645 en 1891, a atteint le total de 1 694 898 en 1901.

Or les statistiques montrent ce fait très frappant que les immigrés ont, d'une façon générale, un taux de mortalité par tuberculose considérablement plus élevé que celui des Parisiens de Paris. Ainsi sur le nombre total des décès par tuberculose, dans les hôpitaux, 62 p. 100 se rapportent à des immigrants de la campagne.

La statistique personnelle que donnait le Dr Barbier, au commencement de 1900, arrivait au même résultat; elle portait sur 589 malades, dont on prit la précaution d'éliminer tous ceux qui étaient soupçonnés ou reconnus tuberculeux lors de leur arrivée à Paris. Malgré ça, on trouvait encore :

Tuberculeux nés à Paris, 178, soit 31,05 p. 100.

Tuberculeux nés hors Paris, 377, soit 68,79 p. 100.

Environ 40 p. 100 de ces malades s'étaient contaminés dans les dix premières années de leur séjour en ville.

Mais une objection peut être faite : ces sujets n'avaient-ils pas une prédisposition spéciale?

Certes non, puisque presque tous n'avaient pas d'antécédents héréditaires. De plus, la preuve de l'influence fatale du séjour à Paris, pour les immigrés, ressort de cette constatation que leur taux de mortalité par tuberculose est beaucoup plus élevé que celui de leur département d'origine.

L'influence néfaste de la grande ville et, par contre, l'extrême utilité de la campagne, pour les tuberculeux, trouvent donc une démonstration nouvelle dans les observations précédentes, dont la haute portée sociale n'échappera à aucun de vous.

N'avons-nous pas souvent l'occasion de constater des faits de même ordre, quand nous voyons ici-même des pensionnaires qui, ayant quitté la ville, s'améliorent et vivent sans accident tant qu'ils sont à la campagne. Reviennent-

ils à Paris, ils sont parfois repris et tombent
malades. Il leur suffit de retourner à la campagne
pour guérir.

Comme conclusion de cette causerie, un fait
essentiel doit ressortir : c'est l'importance capitale
du terrain tuberculisable. Certains individus l'ont
par droit de naissance, d'autres l'acquièrent au
cours de leur existence. Mais vous avez vu que,
s'il est possible de protéger les prédisposés, nombreuses, hélas, sont les influences qui peuvent
préparer le terrain et favoriser la contagion,

QUATRIÈME CAUSERIE

Quelques qualités particulières du terrain tuberculisable.
Les toutes premières manifestations de la tuberculose
pulmonaire. — Avantages d'un début brutal. — Généralement le début de la tuberculose est discret et insi-
dieux. — Il·faut surveiller de près tous les individus
que l'on peut soupçonner de prédisposition.
Quelques manifestations initiales de la tuberculose pulmonaire. — Les petits accidents de la tuberculose. —
Épreuve de la température.
Explications sommaires à propos de quelques accidents
de la tuberculose : hémoptysie; fièvre; essoufflement;
toux; expectorations; amaigrissement.

Dans ma précédente causerie, je crois vous
avoir convaincus de l'importance du terrain organique dans la contagion et le développement de
la tuberculose; vous avez compris que, suivant
les qualités que possède ce terrain, la graine du
mal poussera ou, au contraire, sera frappée de
stérilité.

Peut-être alors vous êtes-vous demandé si la
chimie n'était pas parvenue à découvrir, dans le

sang, les éléments particuliers créant la prédisposition ou la résistance au bacille de Koch.

On peut, en effet, quand il s'agit d'un champ de culture, savoir, par l'analyse, quels sont les agents chimiques, — carbonates, phosphates, nitrates ou autres engrais définis, — qui conviennent le mieux à une plante déterminée que l'on désire cultiver. En est-il de même pour le terrain tuberculisable? Hélas, non; les renseignements que l'on possède à ce point de vue sont des plus incomplets; le peu que l'on sait manque de précision ou du moins ne permet pas de se faire une idée exacte des qualités chimiques fondamentales qui pourraient caractériser l'organisme de l'individu prédisposé au mal.

C'est fort regrettable, car si l'on connaissait bien la cause première du développement de la tuberculose, si l'on savait quels sont les changements chimiques qui se passent dans le corps et sans lesquels le bacille de Koch ne peut pas se développer, on serait en possession de précieux renseignements pour établir le traitement rationnel et sûr de la maladie.

Voici cependant quelques faits.

On a prétendu que le rhumatisme vrai et la tuberculose font très mauvais ménage; que le terrain rhumatisant, l'organisme du goutteux ne conviennent pas à la culture du microbe tuberculeux. C'est du moins ce qui ressort d'observations faites par des médecins de grande valeur, parmi lesquels certains nous disent que : sur 160, voire sur 1000 tuberculeux examinés, on en trouve à peine cinq ou six ayant eu du rhumatisme nettement caractérisé.

Pourquoi? Question de qualité de terrain probablement.

Aussi, poussant l'analyse dans ce sens, on a recherché, par comparaison, quelles sont les différences chimiques qui sépareraient le terrain rhumatisant du terrain tuberculisable et voici, en résumé, ce qui a été constaté de part et d'autre :

Terrain rhumatisant : très acide, riche en matières minérales, aux dépens de la soude et de la magnésie.

Terrain tuberculeux : hypoacide, c'est-à-dire peu acide; pauvre en matières minérales et notamment en chlorures, aux dépens de la chaux et de la potasse.

La pauvreté spéciale de l'organisme des tuberculeux en matières minérales, c'est-à-dire sa *déminéralisation*, est un fait bien constaté et généralement admis comme très exact; mais, de plus, j'attire votre attention sur les pertes notables de phosphates qui accompagnent le développement de la tuberculose.

Il n'y a pas longtemps, en avril 1904, la question de l'hypoacidité ou de l'alcalinité du milieu tuberculisable revenait sur le tapis et, dans la *Revue de médecine*, un long article paraissait, attribuant la cause première de la tuberculose à cette diminution de l'acidité ou, si l'on préfère, à une augmentation de l'alcalinité du sang.

Les phénomènes de la respiration, chez les tuberculeux et les prédisposés, ont également intéressé MM. Robin et Binet, qui, après un très grand nombre d'expériences, sont arrivés à cette constatation, au premier abord surprenante, que, chez cette catégorie d'individus, les échanges respiratoires et les oxydations sont beaucoup plus élevés que chez les sujets sains. Autrement dit et en me servant d'une comparaison que tout le monde comprendra : au lieu de représenter des poêles à tirage ralenti, les tuberculeux doivent être comparés à des foyers dont le tirage est trop actif et qui brûlent à l'excès.

En résumé et de ce qui précède nous retenons: que le terrain tuberculisable est déminéralisé, plus alcalin qu'acide et se trouve être le propre de sujets dont les combustions sont supérieures à la normale.

Revenant à des questions plus utiles pour vous, nous allons rechercher quelles sont les toutes premières manifestations qui peuvent permettre de soupçonner l'existence d'une tuberculose commençante, et j'attire d'autant plus votre attention sur les détails qui vont suivre que, comme j'aurai l'occasion de vous le prouver, on a d'autant plus de chance de guérir vite et complètement un tuberculeux que les précautions sont prises plus tôt, avant l'apparition des symptômes de grande certitude, à l'extrême début du mal.

Ceci est tellement vrai que l'on a pu dire très justement que les malades qui ont le plus de chance sont ceux chez lesquels l'affection s'annonce par un accident brutal, à grand orchestre, tel qu'un crachement de sang. Ces *hémoptysies* de début en elles-mêmes fort peu dangereuses, ont la spécialité d'effrayer au maximum le malade et son entourage, de telle sorte que, immédiatement, on consulte un médecin et on n'hésite pas à prendre d'urgence toutes les décisions nécessaires pour arrêter le développement du mal.

Si, souvent, la tuberculose commence par une hémoptysie, dans beaucoup d'autres cas ses

manifestations de début sont plus discrètes, plus
sournoises, plus cachées; on n'y prête pas grande
attention; pour le malade, comme pour son entourage, elles ne semblent pas mériter qu'on s'en
occupe; on les néglige et c'est seulement quand
elles sont devenues trop incommodantes, par suite
de leur aggravation ou par suite de l'apparition
de symptômes nouveaux plus bruyants, que l'on
se décide à commencer le traitement. Alors les
chances de guérison ont beaucoup diminué, parfois elle sont complètement perdues; toujours un
temps plus long sera nécessaire pour obtenir un
résultat satisfaisant.

En pareille matière, toute négligence est cou-
pable; l'excès de précaution s'impose et voilà
pourquoi on doit bien connaître tout ce qui peut
mettre la puce à l'oreille et faire soupçonner une
atteinte possible du bacille.

Des indications utiles se trouveront déjà dans
tout ce que je vous ai dit à propos des individus naturellement prédisposés, et il y aura lieu
d'être plus attentif lorsqu'il s'agira d'un sujet
qui, par ses antécédents héréditaires, par ses
caractères organiques, par ses maladies antérieures ou par son genre d'existence, appartiendra
à la catégorie de ceux que je vous signalais

comme des candidats désignés pour la tuberculose.

Mais, en plus de cela, il est certaines manifestations très significatives qui devront mettre en
éveil tous ceux qui sauront les observer et les
verront surgir d'une façon inaccoutumée et persistante.

On a vu souvent la tuberculose s'annoncer par
de simples changements du caractère. Ainsi, sans
aucun motif apparent, un individu, d'ordinaire
très actif, devient insouciant; ses occupations
habituelles lui sont pénibles, il n'a plus le courage
de travailler, se sent las et fatigué au moindre
effort; il a horreur du mouvement et de tout ce
qui, auparavant, lui était facile ou agréable; il
perd l'appétit comme le goût au travail et tombe
peu à peu dans un état de faiblesse profond, pendant lequel les signes du mal qui couvait en
silence finissent par se dessiner plus ouvertement.

Dans d'autres circonstances, c'est une sensation
de lassitude perpétuelle, une dépression générale,
que rien n'explique; un amaigrissement lent, en
désaccord avec une nutrition que tout permet de
croire suffisante et normale; des tendances à
transpirer au moindre effort et parfois des petites
sueurs apparaissant irrégulièrement, pendant la

nuit ou le matin au réveil; des digestions pénibles, laborieuses, chez un individu qui n'a aucune raison de penser à une maladie d'estomac; des irrégularités de fonctionnement du cœur, avec accélération et faiblesse du pouls; des maux de tête inaccoutumés, fréquents et tenaces; des douleurs dans le dos apparaissant après certains travaux, notamment, chez la femme, après un travail de couture; des irrégularités ou la suppression des règles; des points ou des sensations de pesanteur dans certaines régions de la poitrine; des douleurs névralgiques, localisées entre les côtes; de la gêne respiratoire, ou un peu d'essoufflement simple.

Ces diverses manifestations, qui constituent ce que l'on appelle les petits accidents de la tuberculose, se montrent isolément ou parfois s'associent; elles peuvent apparaître longtemps avant l'éclosion franche du mal et deviennent ainsi, pour qui sait en profiter, de salutaires avertissements.

La maladie peut égalemeut s'annoncer par des modifications de la voix; des accès d'enrouement, plus ou moins prononcés et persistants. — Il n'est pas rare de rencontrer des adolescents, chez lesquels les premières atteintes s'étaient signalées par une grosse voix et des troubles du côté du larynx.

Que de fois aussi on a vu la tuberculose se déclarer chez des individus qui, depuis longtemps, toussotaient, éprouvaient des petits chatouille-ments dans la gorge ou avaient l'habitude, con-sidérée à tort comme une simple manie, de se racler le gosier.

En principe, une petite toux persistante, appa-raissant sans cause, ou succédant à un rhume ou à une grippe, doit être considérée comme forte-ment suspecte, même si elle n'entraîne aucune gêne et ne s'accompagne d'aucun autre signe.

Suspects, aussi, seront les glandes persistantes que l'on trouve, surtout chez les enfants, au cou, entre les maxillaires, dans l'aisselle, etc.; les maux de gorge à répétition; les végétations du fond du gosier, dites adénoïdes.

Suspectes encore l'anémie et la chlorose, qui frappent si fréquemment les adolescents et en particulier les jeunes filles. Sans aucun doute la chlorose peut être considérée comme simplement prédisposante à la tuberculose, mais vous pouvez être assurés que beaucoup de chloroses ne précè-dent pas l'action du bacille et sont bel et bien d'origine tuberculeuse.

Si, bien averti de la valeur de ces premières

escarmouches, le malade désire avoir un complément de renseignements, il peut tenter la petite épreuve recommandée par le Dr Daremberg et à laquelle ce médecin accorde une grande valeur. Le Dr Daremberg a constaté, en effet, que dans les cas de tuberculose latente, une promenade effectuée à pied ou à bicyclette, pendant une heure, élève la température à plus de 5/10 de degré, parfois 1 degré et que cette élévation disparaît après un repos d'une demi-heure.'

La petite expérience se fait dans les conditions suivantes : on effectue une marche d'une heure, tantôt le matin, tantôt l'après midi, pendant six jours de suite ; la température est prise, avant, immédiatement après et une heure après cette épreuve. Si la première et la troisième températures sont à peu près semblables, tandis que la deuxième les dépasse de plus de 5/10, on peut affirmer l'existence d'une tuberculose latente et la nécessité de se soigner immédiatement.

D'ailleurs, indépendamment de ces élévations de température provoquées par la marche, la tuberculose, au début, s'accompagne souvent de poussées de fièvre qui, la plupart du temps, passent inaperçues et sont généralement intermittentes et assez irrégulières.

Pour vous qui connaissez bien l'usage du ther-
momètre et son importance, ces questions de
fièvre et de température ont une signification
précise; vous en comprenez la valeur; mais, pour
la grande masse du public, il n'en est pas ainsi;
voilà pourquoi les renseignements précieux que
l'on pourrait avoir de ce côté sont de ceux qui
manquent presque toujours et auxquels on ne
pense pas. Cependant, quand on les interroge,
certains malades racontent que de temps à autre,
vers les trois ou quatre heures de l'après midi, ils
éprouvaient une grande sensibilité au froid, voire
un véritable frisson ; à ces moments ils pâlis-
saient et avaient les extrémités froides; puis,
deux ou trois heures après, ils rougissaient, leurs
yeux devenaient brillants, ils avaient trop chaud et
étaient très agités; parfois même, quelques heures
plus tard, leurs mains devenaient moites et des
sueurs plus ou moins abondantes se produisaient.

Eh bien, si, pendant qu'ils éprouvaient ces
troubles, ces malades avaient pris leur température, ils auraient constaté qu'ils avaient de la
fièvre ; dans tous les cas, les manifestations que
je viens de vous décrire sont de celles que
l'on peut observer pendant le développement de
lésions tuberculeuses pulmonaires.

Vous comprenez très bien que mon seul but étant de vous mettre en garde contre toute manifestation qui peut être considérée comme le premier signal de l'apparition d'une tuberculose, je dois me borner aux renseignements précédents, les seuls utiles pour vous ; car les autres symptômes ou signes à rechercher sont du ressort de la médecine pure et regardent le médecin.

Un individu bien au courant, qui observerait un ou plusieurs des troubles de santé que je vous ai énumérés, devrait en tenir le plus grand compte, surtout s'il s'agit d'un sujet ayant des raisons particulières pour être soupçonné de prédispositions ; la visite médicale s'impose alors et c'est au médecin à conseiller ensuite toute mesure qui lui paraît justifiée, sans crainte d'exagérer les précautions.

Pour ma part, je trouverais très logique que tous ceux qui ont le souci de leur santé et, sans exception, tous les prédisposés puissent, périodiquement, se faire examiner les poumons, même quand ils croient aller très bien ; ils seraient aussi sages, en prenant cette précaution, que les gens qui, pour conserver leur dentition, se font examiner la bouche par principe, afin que la plus petite tache étant vue sur une dent, on s'en occupe de suite, avant le développement de la carie.

Malheureusement, nous n'en sommes pas encore là.

Parmi les accidents que je vous ai énumérés, il y a un instant, il en est quelques-uns sur lesquels il me paraît utile de vous donner quelques explications complémentaires, notamment l'hémoptysie, la fièvre, l'essoufflement, la toux, les expectorations et l'amaigrissement.

L'*hémoptysie*, ou crachement de sang, s'observe fréquemment au début de la tuberculose pulmonaire; c'est parfois le premier symptôme qui annonce le mal, chez un individu qui jusqu'alors avait toutes les apparences d'une santé parfaite. Elle s'annonce, souvent, par une sensation de chatouillement dans la gorge ou une impression de pesanteur dans la poitrine. La quantité de sang rejetée est variable, pouvant aller du simple et unique crachat rouge jusqu'aux gorgées copieuses, se répétant à des intervalles plus ou moins rapprochés. Mais, quelle qu'en soit l'importance, cet accident a la spécialité d'impressionner beaucoup les malades et, pourtant, il est de ceux dont il faut le moins s'effrayer. Je ne prétends pas dire par là qu'on ne doit pas s'en préoccuper et en méconnaître la valeur, telle n'est pas ma pensée ; je veux simplement vous laisser l'impression juste que, dans la généralité des cas, le crachement de sang fait beaucoup plus de bruit que de mal et qu'il n'y a pas lieu, pour les malades, de se bouleverser ou de conclure à la gravité de leur état, parce qu'ils ont saigné du poumon.

Il n'y a rien de comparable entre l'hémoptysie proprement dite et les hémorragies foudroyantes, dont vous avez certainement entendu parler, car les lésions qui en sont la cause sont toutes différentes. L'hémoptysie doit être considérée comme un avertissement, la plupart du temps *sans frais*, mais assez significatif pour que le médecin en surveille attentivement les suites.

Certains malades n'en ont eu qu'une seule et ont passé ensuite des mois, même des années, sans rien montrer de plus ; d'autres en présentent fréquemment, surtout les femmes et les individus nerveux, excitables, facilement congestifs. Chez certaines femmes, au moment des époques, on voit des hémoptysies se montrer, parfois avec une régularité remarquable. D'ailleurs, le surmenage vocal, les fatigues, les efforts, les variations de température, la digestion sont autant de facteurs qui peuvent les favoriser.

La *fièvre* s'observe très souvent chez les tuberculeux, même dans des cas où les lésions pulmonaires sont peu avancées; il faut toujours s'en préoccuper, car, ayant pour origine une intoxication de l'organisme par les poisons bacillaires, elle exige, dès le début, des soins hygiéniques spéciaux, à défaut desquels une aggravation de l'état général ou de la marche de la maladie est toujours à craindre.

L'*essoufflement* est un symptôme encore plus fréquent que la fièvre; beaucoup de malades s'en plaignent, dès le début, et le ressentent à l'occasion d'une promenade, d'un petit effort, de l'ascension d'un escalier, de la digestion, etc. — Dans les formes ordinaires de tuberculose, indépendamment des cas où l'essoufflement est provoqué par des lésions graves, profondes ou très étendues, il provient d'une sorte de fatigue des muscles de la respiration, d'une courbature de ces muscles ou d'un spasme respiratoire; c'est un accident nerveux plutôt qu'un trouble mécanique occasionné par la lésion tuberculeuse qui commence. Dans d'autres circonstances, l'essoufflement est lié à une formation un peu rapide et abondante de tissu cicatriciel ou au développement de l'emphysème en certains points du poumon. — Une gymnastique respiratoire bien comprise parvient très souvent à atténuer les inconvénients de ce symptôme.

La *toux*, manifestation bien connue de tous, n'est cependant pas un signe constant ou précoce, dans tous les cas. — Il est des malades qui toussotent ou toussent dès le début, d'autres qui toussent très peu ou presque jamais.

Elle est provoquée par l'irritation des nerfs qui se terminent dans les poumons, et se montre la nuit, dans le premier sommeil, le soir au coucher, ou très souvent le matin, au réveil, parfois sous la forme de quintes pénibles, qui, chez quelques malades, provoquent des efforts de vomissement.

Un déplacement, un changement d'attitude, un effort, une émotion, le passage d'une atmosphère chaude dans une atmosphère refroidie, etc., sont des causes provocatrices de la toux.

Les *expectorations* ne se montrent pas dans les premières périodes de la maladie, à moins que le début ne se signale par une bronchite. La toux est d'abord sèche, puis, dans la suite, accompagnée du rejet d'un peu de salive mêlée à des mucosités. C'est dans les périodes où le mal est bien confirmé et déjà avancé que les crachats deviennent plus abondants et prennent un aspect purulent.

Dans notre deuxième causerie, j'ai insisté beaucoup pour que vous n'oubliiez jamais que c'est dans les crachats des tuberculeux que se trouvent les bacilles de Koch, parfois en quantité énorme; c'est un point capital sur lequel nous reviendrons encore.

L'*amaigrissement* est un signe très important, que l'on peut observer dès le début du mal. L'individu perd sa graisse et ses muscles; il constate, avec inquiétude, que ses membres s'émacient, que les saillies osseuses sont plus apparentes et, s'il se pèse, la bascule lui fournit la mesure du déchet. Ce sont les poisons tuberculeux qu'il faut accuser de ce travail de désorganisation, auquel contribuent aussi la perte d'appétit et les mauvaises digestions dont souffrent si souvent les tuberculeux.

Vous comprenez alors pourquoi nous surveillons de si près les résultats de votre alimentation et pourquoi, par des pesées régulières, nous nous assurons de l'état de votre nutrition.

Toutefois ne confondez pas l'amaigrissement du début de la maladie, avec le dépérissement ultime, la consomption des cas très avancés, qui d'un tuberculeux font un phtisique.

Telles sont, mises je crois à la portée de tout

le monde, les explications qu'il m'a paru bon de vous donner sur les premiers symptômes de la tuberculose pulmonaire. Ces quelques notions vous permettront peut-être, plus tard, de rendre service à beaucoup de gens qui ne savent pas quel intérêt considérable il y a à se méfier de certains troubles de santé, auxquels, habituellement, on ne prend pas garde.

CINQUIEME CAUSERIE

Après vous avoir exposé les causes et le développement de la maladie, je dois vous indiquer
comment on la guérit et comment on l'évite.

D'abord, peut-on guérir de la tuberculose?

Pendant longtemps on en a douté et, encore
aujourd'hui, dans le public, il n'est guère admis
qu'il soit possible d'obtenir souvent un tel

résultat. Eh bien, nous devons être beaucoup plus rassurants et, tout en enregistrant un nombre considérable d'insuccès et de pertes, tenant surtout à ce que la plupart des malades ne se soignent pas à temps ou se soignent très mal, nous devons proclamer très haut que, dans certaines conditions, la *tuberculose pulmonaire est guérissable.*

Laënnec, un médecin français illustre, à qui nous devons l'auscultation et dont le nom ne vous est pas inconnu, croyait très bien que, dans quelques cas, un malade peut guérir, même après avoir eu dans les poumons des tubercules qui se sont ramollis et ont formé une cavité ulcéreuse. Laënnec est d'ailleurs beaucoup plus précis et beaucoup plus exact, quand il dit : « Les médecins ne doutaient pas plus que le public ne doute encore de la possibilité de guérir la phtisie pulmonaire, *par un traitement convenable, surtout lorsqu'on s'y prend à temps et lorsque la maladie est encore au premier degré.* »

J'attire tout particulièrement votre attention sur les derniers mots de cette phrase, car ils expriment un fait qu'aujourd'hui encore nous considérons comme très important.

Le professeur Grancher, que l'on se plaît toujours à citer chaque fois que l'on parle de tuberculose, est non moins affirmatif; c'est lui, en effet, qui a démontré que le tubercule est une lésion *qui porte toujours en soi le germe de sa guérison*; c'est lui aussi qui a écrit la fameuse phrase, partout reproduite : « *La tuberculose est la plus curable des maladies chroniques,* » en indiquant toutefois qu'il y avait lieu de s'entendre pour ne pas exagérer la signification de ce qu'il a voulu dire par là.

Écoutez encore le professeur Bouchard, un des maîtres de la médecine française : « Cette maladie qui s'acharne sur l'humanité est curable dans le plus grand nombre des cas ».

Oui la tuberculose est curable, et, malgré les ravages épouvantables qu'elle fait, le principe de sa curabilité ressort de cette seule considération que, si tous les individus plus ou moins porteurs de bacilles et de tubercules étaient destinés à mourir, nous arriverions à des chiffres de mortalité de beaucoup supérieurs à ceux que l'on enregistre journellement; les décès occasionnés par la phtisie pourraient atteindre 80 pour 100 dans la mortalité.

Combien de fois n'a-t-on pas vu des enfants, des adolescents, des jeunes gens qui ont toussé et craché le sang, que les médecins et leur famille croyaient voués à une mort certaine, qui ont repris le dessus et ne songeaient guère à mourir bien qu'ayant été condamnés.

Dans les salles d'autopsie, il est fréquent, chez des individus de tous âges, adolescents, adultes ou vieillards, morts d'accidents ou de maladies absolument étrangères au bacille de Koch, il est fréquent, dis-je, de rencontrer, dans les poumons, des lésions tuberculeuses anciennes et bien guéries.

MM. Brouardel et Letulle disent avoir trouvé des tubercules cicatrisés chez 50 p. 100 au moins des sujets autopsiés par eux et qui, de leur vivant, n'avaient jamais été soupçonnés de tuberculose. Nathalis Guillot, à Bicêtre, porte ce chiffre à 60 p. 100. On peut donc affirmer, sans exagération, que plus de la moitié des humains porte l'empreinte d'une attaque bacillaire heureusement avortée.

Enfin, quel est le médecin, spécialiste ou non, qui, au cours de sa carrière, n'a pas vu guérir des tuberculeux? N'en voyons nous pas ici même, d'une façon courante? — D'ailleurs, parmi les célébrités connues, nous pourrions citer des noms de tuberculeux parfaitement guéris et qui ont atteint un âge avancé. Le poète allemand Gœthe, le chirurgien français Péan; Brehmer et Dettweiler, fondateurs des premiers sanatoriums, étaient des tuberculeux guéris. François Coppée ne raconte-t-il pas que des Compagnies ont refusé de l'assurer sur la vie, il y a plus de 20 ans, parce que les médecins le déclaraient poitrinaire.

Je le répète donc, la tuberculose est parfaitement guérissable, mais il importe, cependant, de s'expliquer sur les conditions de sa guérison, et de ne pas oublier que cet heureux résultat dépend d'une série de circonstances qu'il me paraît utile de vous indiquer.

Et d'abord, la curabilité est d'autant plus sûre que la maladie est à une période moins avancée. Les tuberculoses récentes, commençantes, n'attaquant qu'un seul côté, doivent sûrement guérir, surtout si, par des moyens judicieux et un traitement approprié, on s'arrange pour favoriser les défenses de l'organisme. Il n'en est pas de même des tuberculoses avancées et anciennes.

De là l'importance du diagnostic précoce, dont je vous ai déjà parlé; de là cette nécessité, pour ceux qui ont quelques raisons d'être suspectés, de se faire examiner par un médecin et de se soigner dès les premières atteintes, au moindre soupçon du mal.

Mais, quel que soit son degré, dans la généralité des cas, quand la tuberculose guérit, on peut dire qu'elle guérit toute seule, par les seuls efforts de la nature, stimulés et aidés par les influences hygiéniques dont nous aurons à parler.

Ce que je vous dis là, vous surprend peut-être, mais c'est pourtant l'expression exacte de la vérité, car ce que l'on appelle le traitement de la tuberculose, ce que vous faites au sanatorium n'a pas d'autre but que de faciliter, de favoriser les efforts de la défense organique et de la nature vivante contre l'envahissement du mal.

Dans l'état actuel de la science, et jusqu'à la découverte, peut-être prochaine (?) d'un vaccin, d'un sérum ou d'un spécifique, on n'a rien de mieux à faire qu'à recourir au traitement par l'hygiène et l'alimentation, aidé au besoin, dans certains cas spéciaux, par l'administration de quelques médicaments.

La vie à la campagne, l'air pur et la respiration à l'air libre.

Le repos complet.

L'alimentation.

Voilà les trois facteurs principaux de la cure ;
voilà les procédés reconnus les meilleurs pour
traiter et guérir la tuberculose. Mais ne vous y
trompez pas, ces procédés de cure n'interviennent
pas directement, ils n'agissent pas immédiatement sur la cause de la maladie, sur le bacille ;
ils viennent simplement en aide aux défenses de
l'organisme contre le mal et favorisent la tendance naturelle que le tuberculeux peut avoir
à guérir.

Et si je vous dis cela, c'est pour que vous compreniez bien l'importance de tout ce que l'on
vous fait faire ici ; pour que, surtout, vous ne
négligiez rien, même dans les détails, de ce qui
paraît si simple, comme procédé, que, parfois,
vous avez des tendances à commettre des oublis
dont vous ne saisissez pas la valeur.

Cinquante minutes de chaise-longue en moins
ou en plus dans une journée ; trois quarts d'heure
de promenade dans le parc, ou le même temps
passé immobile au jeu de boules ; une cure d'air
étendu sur le dos ou une cure d'air assis, quelle
influence ça peut-il avoir sur le résultat final, et
pourquoi insister sur une façon de faire plutôt
que sur l'autre ?

Parce que l'organisme du tuberculeux est tellement sensible qu'il réagit, plus que tout autre, aux moindres modifications du milieu et du genre de vie; parce que les effets qu'il ressent d'une dose déterminée de repos étendu ou d'une petite promenade ne sont pas ceux qu'il éprouve d'un temps plus court de repos étendu ou du fait d'être resté assis sur la galerie, ou immobile sur la pelouse.

C'est parce que nous connaissons la grande impressionnabilité des organismes tuberculeux que nous nous préoccupons de tout ce qui nous paraît devoir agir sur vous, soit dans les variations du régime, soit dans l'état de l'atmosphère, du milieu, etc.

Les exemples à l'appui abondent et, ici même, vous n'avez que l'embarras du choix.

Combien parmi vous sont arrivés au sanatorium, ayant depuis longtemps perdu l'appétit, qui, dès les premiers jours, se sont remis à manger avec quelque plaisir. Beaucoup sont arrivés avec des sueurs nocturnes, dont ils ne pouvaient se débarrasser, avec de la toux, de la gêne respiratoire, de la faiblesse générale, qui, très peu de temps après leur installation à la campagne et sans aucune médication, ont vu ces signes s'améliorer ou disparaître complètement.

En revanche, je pourrais vous citer des pensionnaires qui ont présenté des accidents et ont failli compromettre ou ont même compromis leur cure, pour un écart de régime, en apparence insignifiant : une demi-heure passée sur la pelouse alors qu'il fallait rester sur la galerie ; un petit coup de soleil ; une promenade intempestive au petit Fontainebleau ; un déjeuner, dans le bois, un dimanche d'été un peu brumeux ; une partie de cartes trop pleine d'attraits autour d'une table de la salle de réunions, etc.

Certaines variations atmosphériques, les changements de température extérieure, les transitions de saison et, notamment, celles de l'automne et du printemps ont, sur les organismes tuberculeux, une influence parfois considérable, souvent funeste.

En somme, pour tout ce qui se rapporte au régime, à l'hygiène, aux influences extérieures, etc., le tuberculeux est une véritable sensitive, une pierre de touche d'une délicatesse infinie ; on doit avoir pour lui et il se doit à lui-même les plus grandes précautions, et voilà pourquoi vous nous voyez si attentifs à tous les détails de la cure.

Pour les mêmes raisons, le but à atteindre, quand il s'agit d'un malade curable, n'est pas

seulement d'aboutir à la disparition des symptômes généraux et à la cicatrisation des lésions
pulmonaires, il est aussi d'amoindrir l'excessive
sensibilité dont je vous ai parlé, d'endurcir,
d'aguerrir, de fortifier l'organisme, afin de lui
enlever sa vulnérabilité à toutes les causes qui
pourraient réveiller des accidents et provoquer
des rechutes.

Voilà pourquoi, entre les séances de repos,
s'intercalent des promenades ; voilà pourquoi, si
le régime alimentaire est surveillé et méthodiquement renforcé par des repas supplémentaires,
on se tient, le plus possible, dans la composition
des menus, à des aliments variés mais non spécialement choisis comme pour de vrais malades.
Le régime du grand air permanent, même par le
froid vif, les frictions au gant de crin, la douche,
pour ceux qui peuvent la supporter, sont encore
des moyens d'augmenter l'endurance et de rendre
plus certaine la conservation des bons résultats,
dans l'avenir.

Il est facile de comprendre comment, avec les
moyens naturels et simples que nous employons
au sanatorium, la guérison de la tuberculose est
obtenue.

Supposez une plante maintenue dans un milieu

qui ne lui convient pas, vivant en mauvaise terre, dans un espace où elle manque d'air et de soleil; elle végète, ses feuilles jaunissent et se dessèchent; des parasites se développent sur elle avec aisance; il ne lui reste plus qu'à se faner et mourir. Confiez cette plante à un jardinier expert; il la transportera dans le milieu qui lui convient; il la transplantera dans un sol riche, nourrissant; il la mettra en bon air, en plein soleil, à l'abri des intempéries, etc. Par suite de ces soins minutieux et ordonnés, la plante, en voie de dépérissement, reprendra une nouvelle vigueur; elle reverdira, poussera des bourgeons et trouvera, dans les conditions naturelles d'existence qu'on lui a fournies, la force de résister à toute cause nuisible qui pourrait agir sur elle.

L'histoire d'un tuberculeux qu'on envoie à la campagne, pour l'obliger à un genre de vie hygiénique et méthodiquement réglé, me rappelle en beaucoup de points celle de la plante dont je viens de vous parler. C'est par l'action intensive et prolongée du bon air, de l'alimentation, du repos et d'une existence naturelle qu'on réussit à obtenir la transformation organique salutaire, qui enraye le mal et conduit à la guérison. C'est là tout le mystère de la cure de la tuberculose.

Mais, me direz-vous, on ne réussit pas toujours, et s'il en est qui font de très bonnes cures, il en est d'autres qui sont beaucoup moins heureux.

Certes, je ne le conteste pas ; mais quelle est la maladie, même parmi celles qui sont généralement les moins dangereuses et dont on connaît très bien le traitement, qui n'a pas ses mauvais cas ? Je n'en connais point ; aussi ne devez-vous pas être plus surpris des insuccès que l'on constate en traitant des tuberculeux, que de ceux que l'on note, avec les meilleures méthodes, dans le traitement d'autres maladies, telles que fièvre typhoïde, scarlatine, diphtérie, rougeole, coqueluche, etc.

Du reste, avec la tuberculose, les résultats seraient bien meilleurs si les malades se décidaient à se soigner beaucoup plus tôt qu'ils le font généralement et s'arrêtaient dès le début du mal, alors que les lésions sont tout à fait commençantes.

Pour vous en convaincre, je vais vous rappeler, sommairement, ce que nous avons vu ici, du 8 août 1903 au 8 août 1905 :

Les résultats *très bons* que nous avons obtenus comprennent 88 p. 100 des pensionnaires entrés au premier degré, 14 p. 100 des deuxièmes degrés, et pas un seul troisième degré.

Les résultats *bons*, moins complets que les précédents et un peu moins sûrs pour l'avenir, comprennent 11 p. 100 de nos premiers degrés, 56 p. 100 de nos deuxièmes et 19 p. 100 des troisièmes.

Enfin, et pour m'en tenir à ces citations, je vous dirais que seuls les troisièmes degrés ont donné des résultats nuls ou très mauvais, portant sur 43 p. 100 de l'ensemble des malades de cette catégorie.

Par conséquent, si nous n'avions reçu que des pensionnaires au premier degré, nos résultats se seraient exprimés par 88 p. 100 de guérison; avec l'introduction des deuxièmes degrés nous tombons à 52 p. 100 environ, ce qui est un chiffre déjà très encourageant et qui n'a rien à envier à ceux que fournissent certaines autres maladies contagieuses.

Les trois facteurs essentiels du traitement, aération, repos, alimentation, vont maintenant retenir un peu notre attention.

L'*aération* type, pour le tuberculeux, comprend la vie à la campagne, la respiration permanente à l'air libre et pur.

Il y a quelques années, et j'ai parfaitement le souvenir de ce temps, ces principes d'hygiène n'étaient pas admis en France. Les maladies de poitrine étaient soignées par des procédés inverses de ceux qui sont recommandés aujourd'hui. Les malades étaient enfermés dans des pièces à température constante, plutôt chaudes, dont les fenêtres étaient soigneusement closes; on évitait le libre renouvellement de l'air, on calfeutrait tout, etc. C'est sous l'influence des médecins anglais et allemands et quand ont été mieux connus les résultats obtenus par les créateurs des sanatoriums, qu'on a changé de système, pour adopter celui qui est généralement suivi de nos jours par tous les médecins.

L'aération doit être large et permanente, c'est-à-dire que le malade doit toujours éviter de séjourner dans une atmosphère confinée, et, en dehors du temps qu'il passe dehors, il lui est recommandé d'assurer en toute saison le renouvellement de l'air des appartements où il séjourne. La nuit, la fenêtre ouverte est obligatoire, de manière que, pendant le sommeil, l'air qui pénètre dans les poumons soit toujours frais et renouvelé.

Dans tous les cas, si nous disons aréation nous ne disons pas courants d'air directs, car ceux-ci doivent toujours être évités. Pour la nuit, notamment, il faut disposer le lit de telle manière que l'air, en pénétrant dans la pièce, ne vienne pas sur le dormeur.

De plus, le régime de l'aération large et de la fenêtre ouverte, pendant la nuit, exige une accoutumance progressive; on ne doit jamais y soumettre un malade brusquement, car on l'exposerait à des accidents regrettables. Il faut y arriver petit à petit, en commençant par un faible entrebaillement, pour aller jusqu'à l'ouverture complète de la fenêtre.

La libre aération des poumons comprend aussi une bonne respiration, et, à ce propos, je vous recommande de toujours respirer par le nez, jamais par la bouche. Il est très bon aussi, pour assurer une ventilation complète de toutes les parties du poumon, de faire de temps à autre de grandes respirations, en dilatant profondément la poitrine. Vous pouvez, par exemple, quand vous êtes étendu sur votre chaise-longue ou quand vous vous reposez dans le parc, faire, 5 à 10 fois par jour, de 15 à 20 respirations très profondes, en dilatant largement votre poitrine. C'est une gymnastique respiratoire très simple et dont les résultats sont excellents.

Le *repos complet* comprend, pour le tuberculeux, une tranquillité physique et morale absolue. Celui qui fait une cure doit s'abstenir de tout exercice pénible ou simplement susceptible de provoquer la sensation de fatigue; il doit aussi faire abstraction de tout souci, de toute préoccupation morale et ne penser à sa maladie que pour éviter ce qui pourrait compromettre la marche du traitement. Ah, n'oubliez jamais que l'influence du moral sur la santé et sur la guérison d'un mal est énorme! Celui qui se laisse aller aux noirs, à la tristesse et au découragement, perd les trois quarts des bénéfices à attendre d'un traitement quel qu'il soit. C'est pour ces motifs que, dans la mesure du possible, nous nous efforçons de vous procurer des distractions et que nous désirons tant vous voir heureux et satisfaits.

Mais le repos comprend encore autre chose, qui représente, incontestablement, un des moyens les plus efficaces de la cure; ce sont les séances de chaise-longue sur la galerie.

Vous admettrez bien volontiers, je crois, que s'il n'y avait pas un intérêt considérable à condamner les gens à rester sur le dos, au grand air, pendant plusieurs heures par jour, les fondateurs de sanatoriums ne s'amuseraient pas à perdre du terrain, à faire les frais d'une construction et de tout un matériel coûteux pour installer les galeries de cure d'air que vous connaissez. C'est donc avec raison que nous mettons tant de sollicitude à nous assurer que tous, vous prenez, chaque jour, la dose de repos étendu, qui est fixée par l'horaire. Les bénéfices à retirer de ce repos à l'air sont si importants, que personne ne devrait chercher à en diminuer la durée ou en changer la forme.

Le repos, sur la galerie extérieure, se comprend, le corps complètement étendu et convenablement protégé contre les influences extérieures.

La position assise ne vaut rien ; on doit toujours l'éviter et cela pour les raisons suivantes : la circulation du sang se fait moins bien chez un sujet assis que chez un sujet étendu ; les influences extérieures, variations de température, humidité, courants d'air, ont beaucoup plus de prise sur une personne simplement assise ; enfin, dans la position assise, un certain nombre de muscles travaillent toujours pour assurer la conservation de l'attitude, de telle sorte que, forcément, le repos n'est pas complet. Or, je le répète, le repos doit être *absolu* ; il faut que tous les muscles du corps soient relâchés, car tout travail qu'on leur impose, dans ces conditions, est parfaitement inutile ; il faut que tous les efforts de l'organisme soient dépensés à son bénéfice et exclusivement employés en faveur de la réparation.

Six heures par jour sont consacrées ici à la cure d'air et, sur les six, il en est deux (après le dîner de 1 heure) pendant lesquelles on vous demande le calme complet et le silence. Ces deux heures coupent la journée et y intercalent une sieste, avec faculté de dormir, pour ceux qui le peuvent.

L'*alimentation*, troisième facteur hygiénique de la cure, n'est pas le moins important; cependant, c'est celui sur lequel circule le plus d'erreurs. En effet, chaque fois que l'on parle du régime des tuberculeux, on croit exprimer une vérité en parlant de « suralimentation », ce mot étant, pour beaucoup, plus ou moins synonyme de gavage, et l'on s'imagine volontiers que tout le succès dépend de la masse plus ou moins considérable d'aliments que l'on aura fait ingurgiter à un malade.

Manger beaucoup, donner une alimentation *abondante* et variée, telle est la formule simpliste à laquelle on s'arrête le plus souvent et qui est recommandée communément. Aussi voit-on des malades, désireux de bien faire, comme hypnotisés par le souci de se conformer scrupuleusement à l'ordonnance, qui font tous leurs efforts pour dévorer. En plus des légumes et des plats courants, ils absorbent des œufs crus, de la viande crue, de l'huile de foie de morue, des jus de viande, du lait, etc.; il n'y a qu'une chose qu'on oublie, c'est l'estomac, ainsi condamné à une tâche parfois bien au-dessus de sa résistance.

On a reproché très souvent aux médecins de compromettre sérieusement l'avenir des malades et de leur enlever leur meilleur moyen de défense, par l'administration intensive de médicaments variés, dont le résultat le plus clair est de détraquer les fonctions digestives. « L'estomac du tuberculeux, a dit le Dr Peter, doit être entouré de soins pieux. » Aussi, bien convaincue de l'action néfaste des drogues, sur cet organe important, l'École moderne a réduit au strict indispensable les prescriptions pharmaceutiques de la tuberculose.

Mais alors à quoi nous sert d'avoir sauvé les malades d'un danger, si nous les exposons à un autre du même genre et non moins redoutable, par des surcharges alimentaires auxquelles ne résisterait pas un estomac de matelot!

Fuir la gastrite médicamenteuse, pour tomber dans la gastro-entérite alimentaire, n'est-ce pas changer de direction pour échouer sur le même récif?

C'est qu'on a confondu la suralimentation avec ce qui doit être seulement de la *surnutrition*, car s'il est exact que le tuberculeux doit être nourri *le plus possible*, il faut y arriver, non pas en le bourrant d'aliments, mais en le soumettant à un régime raisonné, très réparateur et très assimilable. Ce qui compte, en effet, pour la nutrition, ce n'est pas la masse de produits introduite dans l'estomac et l'intestin, mais la partie digérée qui passe de l'intestin dans le sang, pour être assimilée ensuite par l'organisme. C'est cette assimilation qui doit être augmentée, pour arriver à ce que j'appelais tout à l'heure de la surnutrition.

Pour y arriver, nous multiplions d'abord les repas, en ajoutant, au régime ordinaire, un deuxième déjeuner le matin et une collation, après-midi. Puis, pour les deux principaux repas, nous vous recommandons de manger le mieux possible, à votre appétit, en évitant de vous forcer et de trop dépasser les limites de ce que chacun peut absorber, par rapport à sa capacité digestive habituelle et de sa tolérance stomacale. S'il nous arrive de pousser certains d'entre vous à manger davantage, si nous croyons devoir les forcer à mieux faire honneur au menu, c'est que nous nous trouvons en présence de pensionnaires qui, par trop petites bouchées, restent en-dessous de ce qu'ils devraient prendre pour assurer, sans péril pour leur estomac, la surnutrition nécessaire.

Dans la composition des repas, nous nous tenons aux choses courantes, estimant que les pensionnaires de sanatorium, tuberculeux curables, n'ont pas besoin d'un régime spécial, différent de celui de tout le monde et de celui qu'ils suivront hors de chez nous. Les plats, cependant, variés le mieux possible, doivent être préparés suivant les principes de ce que l'on appelle la cuisine de ménage.

Mais, si nous avons la certitude que notre régime convient à la majorité, nous nous préoccupons, quand même, autant que nous le pouvons, de l'état de la digestion et de l'estomac de chacun et, quand il le faut, nous n'hésitons pas à individualiser le régime et à le modifier en partie, pour quelques-uns, par des additions ou des suppléances reconnues nécessaires.

Pour l'alimentation, en effet, plus encore que pour les autres facteurs de la cure, il faut toujours se souvenir que la mise en œuvre des agents de guérison ne peut pas être réglée par l'application pure d'une formule simpliste, mais par l'indivi-

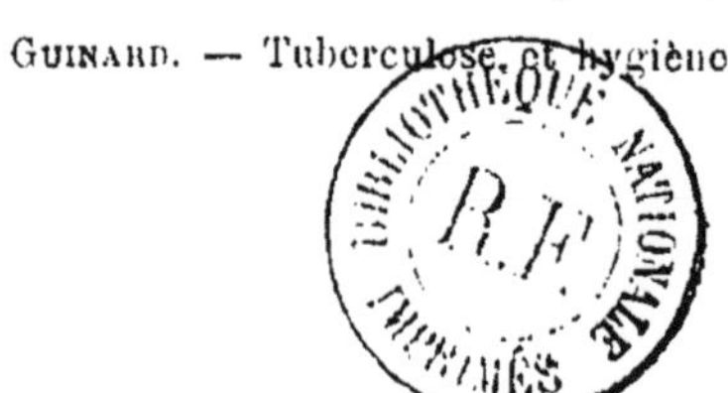

dualisation d'une méthode générale que l'on doit *adapter* et non pas *imposer* à chacun de ceux qui doivent en bénéficier.

D'ailleurs, s'il est fréquent d'observer des troubles de l'estomac dans l'évolution de la tuberculose, il est non moins certain que, dans la plupart des cas, la tolérance gastrique des tuberculeux est vraiment surprenante. Retenez cela comme un encouragement, mais, pourtant, n'en abusez pas.

Enfin, il est une particularité intéressante dont vous avez dû vous apercevoir; c'est l'heureuse influence de l'air pur et de la campagne sur l'appétit et la digestion. Cette influence est certaine; ceux qui, auparavant, avaient perdu l'appétit, mangeaient avec dégout, s'alimentaient mal et digéraient avec peine l'ont certainement appréciée. Aussi, nous ne devons pas hésiter à considérer l'existence au grand air de la campagne comme un puissant auxiliaire de la surnutrition réparatrice, par le concours qu'elle apporte à la pratique de l'alimentation supplémentaire.

SIXIÈME CAUSERIE

Dans notre précédente conversation je vous ai
dit que, pour la composition du régime d'un tuberculeux, on peut s'en tenir aux aliments ordinaires,
en sachant faire, quand il le faut, des additions
ou des suppléances. Il y a, cependant, certaines
catégories d'aliments plus particulièrement recommandables et qui, sous certaines formes, font
partie du régime quotidien des poitrinaires. Il est
aussi des produits nutritifs qui ont été tout spé-

cialement recommandés et que certains médecins considèrent comme devant faire la base de méthodes de traitement distinctes, tels sont, par exemple, la viande crue et le suc de viande crue, dont l'usage systématique est préconisé par les docteurs Richet et Héricourt, sous le nom de *Zômothérapie.*

Le *lait* est un excellent aliment, très naturel et très nutritif, particulièrement favorable à l'estomac ainsi qu'au système nerveux, offrant de plus l'avantage de ne pas fatiguer les reins. Pris, à dose modérée, entre les principaux repas, il rend de grands services, car il est probable qu'à ses effets nutritifs il joint des effets stimulants sur la sécrétion des reins et favorise, par la voie de l'urine, l'élimination des poisons organiques.

A part le dégoût irraisonné de quelques-uns, contre lequel on doit réagir, je sais très bien qu'il est des malades qui ne peuvent pas tolérer le lait; chez les uns, il détermine du gonflement ou provoque la diarrhée; chez les autres, il est, au contraire, constipant. Heureusement ce sont là des exceptions, car, par l'usage modéré que l'on en fait pour les petits repas, en ayant soin de toujours manger un peu, en même temps, le lait est un agent précieux de la surnutrition.

Les dérivés du lait, beurre et fromages, sont aussi très recommandables; le premier, sous une forme agréable, introduit, dans la ration, des éléments gras utiles; les seconds, généralement très nourrissants, sont, de plus, d'une digestion facile, mais il faut éviter les fromages trop raffinés.

Les féculents en général : haricots, lentilles, mais surtout les purées de haricots, de lentilles et de pois, les pommes de terres, les pâtes alimentaires, macaronis, nouilles, le riz sont de bons mets à introduire dans les menus de tuberculeux.

Il est incontestable que, sous un faible volume, les œufs représentent un aliment de choix pour la surnutrition; mais nous ne devons pas oublier que leur digestion se fait presque totalement dans l'estomac et que, par conséquent, ils augmentent sûrement le travail de cet organe. De plus, quand ils sont pris, crus, en trop grande quantité, pendant ou à la fin d'un repas, ils entravent partiellement les phénomènes de la digestion, par rétention et précipitation des ferments digestifs.

Je crois que les œufs, particulièrement les œufs plongés dans l'eau bouillante pendant 1 minute 1/2, sont très utiles pour les malades qui ne peuvent pas recevoir le régime de tout le monde; pour ceux dont on restreint l'alimentation, à cause d'un trouble digestif passager, d'un crachement de sang, d'une poussée congestive avec fièvre, etc. ; j'estime, aussi que, dans les préparations culinaires, l'introduction des œufs, sous les formes les plus variées, est une excellente pratique. D'après les expériences du docteur A. Robin, un tuberculeux devrait s'abstenir d'absorber plus de 5 ou 6 œufs, au maximum, par jour.

Les poissons et les conserves de poissons dans l'huile, sardines, thon, sont de très bons aliments.

La viande est considérée comme l'aliment indispensable du tuberculeux, auquel il est préférable de la servir rôtie ou grillée, plus rarement assaisonnée ou en sauce. Elle a, sur l'estomac, une action excitante, qui stimule son fonctionnement et, par contre coup, celui des autres parties de l'appareil digestif ; elle apporte, à la nutrition, des matériaux de digestion et d'assimilation faciles, parmi lesquels plusieurs sont paraît-il absolument nécessaires aux malades. La viande doit donc toujours entrer, pour une bonne part, dans le régime alimentaire du tuberculeux.

Mais, quand il s'agit de pratiquer la suralimentation carnée, faut-il donner la préférence à la viande crue et au suc de viande crue plutôt qu'à la viande cuite? Cette question doit sûrement vous intéresser, car vous avez pû lire, dans les journaux, les comptes rendus des expériences du professeur Richet qui, il n'y a pas très longtemps, ont donné un regain d'actualité à la suralimentation par la viande crue et le suc de viande crue. Je dis un regain d'actualité, car le procédé n'est pas nouveau.

Il y a 38 ans, le docteur Furster (de Montpellier) avait fait connaître deux mille cas de tuberculose pulmonaire, traités avantageusement par l'ingestion de viande crue; mais déjà, avant lui, un médecin russe avait signalé les bons effets de ce régime, qui, d'ailleurs, depuis cette époque, a été préconisé et ordonné par un grand nombre de praticiens.

L'engouement, à un moment donné, a été tel, qu'il n'y avait pas de bonne ordonnance sans viande crue ou sans suc de viande, et beaucoup de tuberculeux auraient pensé ne jamais pouvoir guérir, si, à chacun de leurs repas, ils n'avaient pas ajouté une copieuse ration de viande crue.

Je ne crois pas qu'il en soit encore de même aujourd'hui et je connais pas mal de bons médecins qui jugent inutile, parfois dangereuse, une addition de viande crue à la ration journalière d'un malade. Le régime carné supplémentaire, comme base de suralimentation, a été accusé de produire des troubles digestifs, voire des troubles généraux, par suite de l'introduction d'un excès de matériaux de déchet ou de toxiques provenant de la viande.

Personnellement, j'estime que si, pendant une cure régulière, avec alimentation normale, on peut, avantageusement, se dispenser de renforcer le régime par un supplément de viande crue, il est des circonstances dans lesquelles celle-ci peut rendre de grands services. Prenez, par exemple, un sujet qui mange très peu, qui, vraiment, a besoin d'ajouter à ses repas incomplets, un aliment réparateur, il se trouvera parfaitement d'un régime où domineront la viande crue et les œufs. Je crois même que, dans quelques cas particuliers, on pourra *remplacer* un rôti ou un plat par une portion de viande crue; mais j'insiste pour qu'il s'agisse d'un remplacement et non d'un supplément.

Dans tous les cas, jusqu'à ces derniers temps, quand on voulait suivre à la lettre le traitement par la viande crue, on était condamné à en absorber des quantités considérables : 400 à 500 grammes par jour, pour un malade au

1er degré ; 600 à 800 grammes pour une tuberculose plus avancée.

Des essais plus récents démontrent que ces quantités sont exagérées et limitent à 250 grammes par jour, au maximum, le poids de viande crue à faire prendre à un tuberculeux.

Enfin, la viande doit être extrêmement fraîche et provenir, si possible, d'un animal tué dans la journée.

Si, comme le prétend le docteur Richet, la viande non cuite jouit de propriétés toutes particulières pour prévenir ou combattre l'intoxication tuberculeuse, elle est certainement d'une digestion plus difficile que la viande cuite, laquelle est beaucoup mieux et plus vite attaquée par les sucs digérants de l'estomac.

Pour le quart d'heure, il me semble qu'un rôti cuit à point, bien saisi par le feu à la surface, mais saignant au centre du morceau, est plus appétissant, plus digestif qu'une tranche de viande crue et n'a rien perdu de sa succulence ni de son pouvoir nutritif.

Comme complément pouvant être ajouté, *à titre d'aliment*, à la ration journalière, je vous citerai les poudres de viande diverses : Trouette-Perret, somatose, Car Bovis ; certaines poudres végétales, telles que la fromentose ; l'huile de foie de morue ; des sels minéraux : phosphate et glycéro-phosphate de chaux, carbonate de chaux, phosphate de soude, sel marin, etc., mais tous ces produits sont généralement ajoutés au régime, pour des raisons particulières et sur avis du médecin, qui en dirige l'emploi.

L'*huile de foie de morue* est un excellent aliment, non seulement parce qu'elle renferme des matières grasses, dans un état de facile digestion et très assimilables, mais parce qu'elle contient aussi de nombreux produits utiles à l'organisme, mélangés à des corps qui excitent la nutrition.

De l'huile de foie de morue, comme des autres corps gras : beurre, graisses, huiles alimentaires, qui, sans conteste, sont recommandables pour les tuberculeux, il ne faut cependant pas abuser, car, au delà de certaines doses, ces corps ne sont plus utilisés par l'organisme, qui les rejette purement et simplement ou est incommodé par leur excès. Par exemple, si on soumet des malades à un régime de graisses, les uns à hautes doses (150 à 200 grammes par jour), les autres à doses modérées (80 à 100 grammes), on voit le poids des premiers s'élever rapidement, puis s'abaisser finalement, parfois au-dessous du poids primitif, tandis que le poids des seconds s'élève lentement mais d'une façon toujours progressive.

Retenez donc que ce sont toujours les doses modérées qui donnent les meilleurs résultats et que rien ne sert, par conséquent, de se gaver de graisse, d'huile de foie de morue, etc. C'est un effort inutile et sans aucun profit.

J'en ai fini avec les renseignements qu'il me paraissait utile de vous donner sur les facteurs principaux de la cure hygiénique de la tuberculose; pour les compléter, il me reste à vous entretenir des conditions dans lesquelles l'exercice, les actions sur la peau et les pratiques hydrothérapiques sont introduits dans le traitement.

Dans une précédente causerie, je vous ai dit que celui qui fait une cure doit s'abstenir de tout exercice pénible ou simplement susceptible de provoquer la sensation de fatigue, mais je me suis bien gardé de vous dire que tout exercice devait être défendu. En suivant notre horaire, vous y voyez intercalé des promenades ; or si ces promenades sont ainsi réglementées, c'est qu'elles sont considérées comme faisant partie du traitement et comme devant être faites. Elles sont à nos yeux aussi utiles que les autres prescriptions qui vous sont formulées d'autre part et auxquelles nous accordons de la valeur, au point de vue de la marche régulière de la cure. Ces promenades doivent se faire à une allure modérée, plutôt lente, et ne jamais dépasser la durée que nous leur avons assignée ou que nous fixons à chaque pensionnaire, en particulier, quand nous croyons utile de le faire. Il est, en effet, un principe des plus importants dans le traitement rationnel par la méthode hygiénique, c'est qu'au début de ce traitement, on doit faire beaucoup plus de repos que d'exercice, afin d'arriver, peu à peu, à s'entraîner et à adapter la progression de l'exercice aux forces que l'on acquiert.

Vous savez d'ailleurs que, dès les premiers jours qui suivent l'arrivée au sanatorium, nous vous demandons de rester tranquilles et de vous abstenir de promenades ; nous vous conseillons aussi, quand nous avons constaté que vous étiez en état de vous promener, de commencer par marcher une demi-heure ou quarante-cinq minutes, le matin, puis d'augmenter insensiblement la durée et la longueur de la promenade, jusqu'aux limites fixées par le règlement. Naturellement, nous recommandons toujours de s'abstenir de toute marche forcée, faite au pas accéléré ou en courant, et, surtout, pour ceux qui y sont prédisposés, nous prescrivons d'éviter tout ce qui peut être motif à essoufflement.

Une marche bien réglée, même sur un terrain qui monte un peu, est un bon procédé de gymnastique respiratoire; par suite du travail musculaire qui l'accompagne, les fonctions organiques sont stimulées, la circulation du sang et le renouvellement de l'air dans les poumons sont facilités, l'exercice de la respiration est ainsi très amélioré. On ne saurait confondre l'entraînement salutaire progressif, auquel on arrive par des promenades méthodiques ainsi faites au grand air, avec les résultats de la marche ordinaire sur une grande route ou dans les rues d'une ville. Les promenades que nous conseillons aux malades ne doivent jamais être fatigantes; leur influence est tellement certaine que, pour beaucoup d'individus essoufflés au moindre effort, elles sont le procédé le meilleur et le plus naturel de faire disparaître insensiblement leur gêne respiratoire. Enfin, nous ne saurions trop insister sur ce fait qu'au point de vue des effets à obtenir, une promenade ne peut pas être remplacée par des exercices sur place. Il n'y aura jamais équivalence entre une demi-heure ou une heure de marche méthodiquement réglée (même en faisant les cent pas sur un espace réduit) et une partie de boules, ou une séance de croquet de même durée.

Tout ce que je viens de vous dire, relativement aux promenades, ne s'adresse qu'aux pensionnaires qui n'ont pas de fièvres, car l'exercice est absolument défendu à ceux qui ont des températures au-dessus de l'état normal. En règle générale, tout malade qui a de la fièvre doit garder le repos complet, et le mieux, quand on veut obtenir un bon résultat, est d'imposer le repos au lit. Appliquant ici les excellents principes du Dr Turban, je suis à cet égard plus rigoureux qu'on ne l'est habituellement, et je m'en félicite, regrettant même d'être parfois obligé de transiger partiellement avec ce que je considère comme la meilleure des méthodes, pour obtenir sûrement et définitivement, quand c'est possible, la disparition de fièvres tenaces. Je n'ignore pas que souvent on a accusé le repos d'être la cause de la persistance de la fièvre, estimant que tout irait bien mieux avec un peu d'activité. Je ne me laisse pas et ne me laisserai jamais influencer par ces impressions fausses de malades mal renseignés et naturellement portés à chercher, en dehors d'eux, les causes d'accidents dont ils ne peuvent pas être débarrassés; je persisterai à ordonner le repos aux fiévreux et je les encouragerai toujours à user de ce moyen aussi longtemps qu'il le faudra, parce que j'ai conscience que je fais bien.

Les exemples abondent à Bligny, qui prouvent que nous avons raison; il suffit de voir les feuilles de températures de malades mis au repos systématique, jusqu'à la chute de leur température; de voir, sur certaines de ces feuilles, ce qui s'est passé quand, avant la disparition complète de la fièvre, un malade s'est levé soit à dix heures, soit à midi, soit simplement pour prendre ses repas.

Par conséquent, croyez toujours et n'oubliez jamais que, pour la fièvre des tuberculeux, le repos complet est le remède de choix que pas un médicament ne peut remplacer.

Les seules exceptions que nous admettons à cette règle se trouvent dans les cas où il s'agit d'individus pléthoriques, congestifs ou trop nerveux; à ces malades, qui souffrent d'un trop long repos, on peut permettre un peu d'exercice, bien que leur température soit un peu au-dessus de la normale; mais il faut être très prudent.

Pour que vous compreniez bien l'importance que nous accordons aux actions à produire sur la peau, il me semble indispensable de vous donner un aperçu sommaire des rôles multiples qui sont dévolus à la surface cutanée, dans le fonctionnement de l'organisme vivant.

La peau n'est pas une simple enveloppe recouvrant le corps; c'est un organe complexe doué d'une grande sensibilité, contenant beaucoup de vaisseaux sanguins dilatables et des glandes qui sécrètent de la sueur et des matières grasses.

C'est parce que la peau contient un réseau sanguin particulièrement riche, qu'elle peut se prêter, quand c'est nécessaire, à des accumulations de sang, qui, se faisant ainsi à l'extérieur, détournent ce liquide des organes internes et les décongestionnent. Vous connaissez tous l'usage que l'on fait des agents qui attirent le sang à la peau et la rougissent, dans les cas où l'on craint une inflammation profonde.

Par la surface du corps s'échappent des gaz et des liquides, qui contribuent à débarrasser l'organisme de produits toxiques dont l'accumulation pourrait être nuisible; aussi la surface cutanée a-t-elle été considérée comme « l'assistant du rein » dans son rôle d'épuration des humeurs.

Par sa richesse en nerfs et ses sensibilités multiples, la peau, en communication directe ou indirecte avec la presque totalité des organes profonds, a une influence immédiate sur le fonctionnement de ces organes.

Toute impression portant sur les nerfs sensibles de l'épiderme a son retentissement sur la respiration, sur les sécrétions, sur l'activité de l'estomac, de l'intestin et de la vessie, ainsi que sur la circulation du sang, non seulement en modifiant les mouvements du cœur, mais en produisant la dilatation ou le resserrement des petits vaisseaux.

C'est par l'impression de la chaleur ou du froid extérieur sur la peau que notre organisme règle sa production et ses pertes de chaleur, de manière à ce que la température de notre corps soit toujours la même.

Il n'y a pas jusqu'à la nutrition de nos cellules et aux échanges qui se passent dans l'intimité des organes qui ne soient influencés par les excitations reçues par la peau.

Sans plus d'explications, vous comprenez, maintenant, de quelle utilité est la peau, au point de vue de la conservation de la santé, dans la machine animale; vous comprenez aussi de quelle importance peuvent être les actions produites sur la surface du corps.

Tout individu soucieux de bien se porter et

d'entretenir le bon état de tous ses organes doit avoir le culte de la propreté et des soins corporels, car, dans les pratiques d'hygiène, se trouve, en grande partie, le secret de la santé et de la conservation de l'énergie.

Nous considérons donc que les bains réguliers, les frictions de la peau et les douches sont des compléments indispensables à ajouter aux procédés de traitement habituels, pour assurer une bonne cure.

Les bains tièdes, bains hygiéniques, bains de propreté, doivent se prendre à la température de 28 à 30°. Leur principal effet est de laver la peau, de la débarrasser des matières sécrétées qui la recouvrent, de lui restituer sa souplesse, de la rendre plus apte à remplir ses fonctions, si précieuses pour la conservation de la santé. Ils sont calmants et sont généralement sans action sur la température, sur la respiration et sur les mouvements du cœur. Cependant, chez les tuberculeux, particulièrement chez ceux qui ont des tendances à faire un peu de fièvre, ces bains produisent parfois une légère élévation de température, avec accélération du cœur. Il est bon cependant de faire remarquer que ces derniers effets s'observent, le plus ordinairement, quand, au lieu de s'en tenir à la température de 28 à 30°, on porte l'eau du bain aux environs de 35°. Dans ce dernier cas, en effet, il ne s'agit plus d'un bain tiède, mais d'un bain chaud, et celui-ci, presque toujours, même chez un individu sain, accélère le pouls et élève la température.

Vous devez donc prendre vos bains de propreté à 30° au maximum et ne pas rester plus de 10 à 12 minutes dans l'eau.

Les frictions cutanées se font le matin au réveil; elles contribuent puissamment à stimuler les fonctions cutanées et à produire des actions favorables sur la circulation du sang, avec effets décongestifs sur les organes profonds. Ces frictions peuvent être sèches et se faire simplement au gant de crin, mais, parfois, elles sont précédées d'une lotion faite avec l'alcool, ou avec un mélange d'alcool et d'eau, ou bien avec de l'eau.

Les heureux effets de la friction cutanée sont très apparents chez les malades qui ont des sueurs; quelques-uns d'entre vous ont pu s'en convaincre et vous savez aussi que, dans les cas où les sueurs nocturnes sont trop abondantes, nous ordonnons les frictions matin et soir en les combinant alors avec la lotion à l'alcool pur ou avec de l'alcool contenant un peu de vinaigre.

La douche est d'un usage qui n'est pas très courant dans la plupart des sanatoriums; en France, notamment, je ne crois pas qu'elle soit employée systématiquement, dans la cure de la tuberculose pulmonaire.

Il en est tout autrement dans certains établissements étrangers et, particulièrement, dans ceux qui sont médicalement dirigés d'après les méthodes du Dr Turban. Ayant pu me convaincre des avantages de cette pratique hydrothérapique, je n'ai pas hésité à l'introduire à Bligny, ayant l'absolue certitude que je rendrai service à ceux qui pourront en bénéficier.

Je savais parfaitement, au début, que nous aurions contre nous un certain nombre de préjugés; en effet, doucher, chaque matin, des poitrinaires avec de l'eau froide, n'est pas conforme aux idées courantes; beaucoup ne dissimulent pas leur étonnement et se demandent s'il n'y a pas là un danger. Les pensionnaires eux-mêmes ne sont pas tous convaincus et il en est quelques-uns que la crainte de l'eau a tellement dominés qu'ils ont accusé la douche de toutes sortes de méfaits, la rendant responsable du moindre changement qu'ils ont cru ressentir dans leur état général.

Je m'empresse de déclarer que ces timorés-là sont l'exception et que très rares sont ceux qui ont cédé aux suggestions de la crainte, en ce cas créatrice de symptômes et de maux imaginaires; le plus grand nombre a apprécié la méthode et en a tiré les bénéfices que nous espérions.

D'ailleurs, ma confiance personnelle n'a jamais été ébranlée et si certaines coïncidences, que je n'ai encore jamais observées, voulaient que, chez un malade, un accident survienne un moment ou peu de temps après l'envoi aux douches, j'en chercherais soigneusement les causes, mais je n'irais pas, sans preuve, en rejeter la faute sur l'emploi d'une méthode qui, *judicieusement employée*, n'offre que des avantages et a toujours été absolument inoffensive.

Et d'abord, les applications hydrothérapiques doivent être soigneusement individualisées car, incontestablement, elles ne conviennent pas à tous les cas. Il est des malades qui, pour des raisons diverses, ne devront jamais être envoyés à la douche; c'est au médecin à décider, d'après l'état général et d'après l'état pulmonaire, qui peut user de ce moyen, à quel moment par rapport au début du traitement, et dans quelles conditions.

Naturellement, ne sont désignés pour la douche que les sujets résistants, n'ayant pas de fièvre, dont l'état cardiaque est satisfaisant et qui, d'autre part, ne présentent pas de contre-indication du côté de leur poumon. En effet, les actions hydrothérapiques sont généralement réservées aux bonnes cures et leur usage n'est prescrit qu'après 1 mois 1/2 ou 2 mois après le début du traitement, suivant la façon dont celui-ci a marché et suivant l'état du malade.

Vous avez vu que, conformément aux indications de Turban, nous donnons ici la douche en éventail, de 15 à 20 secondes de durée, passant de la température de 28° à la température de 12 ou 10°. Vous savez aussi avec quel soin nous surveillons ses applications; c'est toujours un médecin qui s'en charge, s'efforçant, s'il y a lieu, de les adapter, quant à leur durée et à la température de l'eau, au degré d'impressionnabilité de chacun.

Immédiatement après l'action de l'eau, une vigoureuse friction au gant de crin prépare la réaction et, aussitôt rhabillés, tous les douchés doivent aller à la promenade.

Cette promenade est de rigueur, en raison de l'utilité qu'elle a sur les effets consécutifs de la douche, aussi, nul ne doit s'en dispenser, pour la remplacer, comme je l'ai vu quelquefois, par une partie de boule ou le séjour assis autour d'une table de la salle de réunion.

Les effets de la douche, bien connus de ceux d'entre vous qui, chaque matin, y sont soumis, proviennent à la fois de la température de l'eau et du choc déterminé par la pression du jet; ils sont naturellement assez variables, dans leur intensité, suivant la sensibilité nerveuse du sujet et suivant son degré d'accoutumance.

Généralement, la première impression que l'on éprouve, sous l'influence de l'eau froide projetée sur la peau, est une sorte d'angoisse, de suffocation; la respiration devient haletante, saccadée, en même temps que l'épiderme pâlit et s'anémie : une sensation plus ou moins intense de refroidissement se manifeste à l'extérieur du corps, tandis que se produit une élévation soudaine, mais très passagère, de la température dans le rectum. Le pouls s'accélère en s'affaiblissant; les organes contenus dans l'abdomen, estomac, intestin, vessie, etc., se contractent; tout le système nerveux est ébranlé par l'action du jet froid frappant la surface cutanée.

Mais aussitôt après l'action, dès que cesse

l'application froide, la scène change; une détente générale se produit, avec mise en mouvement de phénomènes absolument inverses des précédents; c'est la *réaction* consécutive à la douche.

La peau rougit plus ou moins vivement, le sang y arrive en grande quantité et il s'y répand une agréable sensation de bien-être, de chaleur et de force. Le pouls se ralentit et bat plus fortement; les mouvements respiratoires se régularisent en se ralentissant aussi, ils sont plus profonds et plus faciles. Enfin, il y a généralement une baisse assez rapide de la température centrale.

C'est cette réaction bienfaisante, qui attire le sang à la peau, décongestionne les organes profonds et favorise la respiration, que nous voulons faciliter par la friction au gant de crin et par la promenade.

Peu à peu tout rentre dans l'ordre, et de la douche il semble ne rien rester, du moins en apparence, car, en réalité, il reste certainement quelque chose. En effet, par la répétition journalière de ces modifications organiques passagères; par l'accumulation prolongée de leurs effets momentanés, les organes acquièrent insensiblement le pouvoir de beaucoup mieux fonctionner.

Chaque réaction isolée est comme une séance d'entraînement musculaire, par gymnastique méthodique. Sur le moment et après chaque exercice, il est impossible de constater un changement appréciable dans l'état des muscles que l'on entraîne par le travail ; mais les séances d'entraînement étant répétées régulièrement, chaque jour, on finit par obtenir insensiblement une augmentation évidente du volume et de la force des muscles.

Ainsi, chaque jour, par des actions répétées, agit la douche, pour améliorer l'état de la respiration et de la circulation, pour exciter la nutrition, pour fortifier le sujet, pour consolider le résultat de la cure et le rendre plus durable dans l'avenir.

Ce que je vous dis-là n'est pas une simple supposition, car, dans tous les établissements où les procédés dont nous venons de parler sont en honneur, on a constaté que les pensionnaires qui sont allés à la douche sont ceux qui ont le mieux conservé les bénéfices de leur cure.

Dans les statistiques du Dr Turban, on trouve, par exemple, que sur 136 malades douchés pendant le traitement et suivis hors du sanatorium, jusqu'à sept ans après leur sortie, 103, c'est-à-dire

75,7 p. 100, avaient conservé intacts les bons résultats obtenus.

Je n'ignore pas que, par suite de leur impressionnabilité nerveuse, certains malades ne peuvent pas supporter la douche et doivent y renoncer par force.

J'ai vu aussi certains d'entre vous qui, dans les premiers temps, ressentaient, après l'action ou dans le milieu du jour, des maux de tête violents; mais, habituellement, ces accidents s'atténuaient par l'accoutumance et finissaient par disparaître complètement.

Vous voyez donc qu'employée avec méthode, chez des sujets convenablement choisis, l'hydrothérapie est un procédé plein d'avantages et toujours inoffensif.

Si vous m'avez bien compris, je ne regretterai pas les nombreux détails dans lesquels j'ai cru devoir entrer pour vous convaincre de la valeur de ce facteur complémentaire du traitement hygiénique.

SEPTIÈME CAUSERIE

Après vous avoir dit que la tuberculose est
contagieuse, en vous indiquant les conditions
favorables à sa propagation, je me suis efforcé de
vous démontrer aussi qu'elle est guérissable.
Cette dernière affirmation, très consolante pour
ceux qui sont atteints, ne doit pas cependant
nous faire oublier que si guérir est très bien,

prévenir le mal est encore mieux. Je suis sûr que vous êtes de cet avis et que tous vous auriez préféré de beaucoup éviter la maladie et ne pas avoir à suivre le traitement qui doit vous en débarrasser.

Certainement vous ne doutez pas de la possibilité d'éviter la tuberculose car vous savez, maintenant, qu'elle n'apparaît pas spontanément et qu'elle ne se développe que là où elle a été ensemencée. De même qu'on ne trouve des pommes de terre ou toute autre plante que là où elles ont été semées, on ne trouve de tuberculose que dans les organes où ont pénétré les bacilles, graines de la maladie. Par conséquent la tuberculose est évitable et il suffit, pour échapper à la contagion, de se protéger contre la dissémination du germe, en évitant aussi toutes les causes qui prédisposent au mal.

Pour prévenir la maladie, il y a donc deux choses à faire : 1° agir contre tout ce qui peut contenir des bacilles de Koch et servir à leur propagation ; 2° lutter contre toutes les causes qui créent la prédisposition et vulgariser les méthodes d'hygiène qui rendent les organismes forts et invulnérables.

Dans la réalisation de la première partie du programme, une question se présente immédiatement, touchant les mesures à prendre vis-à-vis des tuberculeux.

Il est incontestable que certaines précautions doivent être prises, pour et par les poitrinaires, si l'on veut éviter qu'ils transmettent à d'autres le mal dont ils sont atteints, mais il est non moins vrai que, dans ces dernières années, on a fait un tel bruit autour des dangers de la contagion tuberculeuse que beaucoup de personnes sont arrivées à craindre les malades comme de véritables pestiférés. La mesure, certainement, a été dépassée, et dans des proportions telles que ce que l'on est convenu d'appeler simplement la lutte *contre la tuberculose* a presque dégénéré en lutte *contre les tuberculeux*.

Il y a là une exagération contre laquelle nous devons protester, car un malade qui sait ce dont il est atteint et qui, instruit des précautions qu'il doit prendre s'y conforme scrupuleusement, n'est dangereux pour personne.

Le danger réside dans l'ignorance de la masse, qui n'est pas assez au courant des mesures d'hygiène, de salubrité et de propreté, auxquelles chacun devrait se soumettre, mais il disparaîtra le jour où tout le monde, malades et bien portants, sera convaincu que toutes les *précautions néces-*

saires étant prises, on peut sans crainte vivre au voisinage des poitrinaires.

Je le répète donc bien haut et ici même je crois en fournir la preuve à tout instant : C'est un préjugé fâcheux que d'avoir peur des tuberculeux; on peut vivre sans aucun danger autour d'eux et dans leur intimité, si l'on sait prendre et leur faire prendre les simples mesures d'hygiène et de propreté qui sont recommandées.

Or la première et la plus importante de ces mesures doit viser les matières expectorées et les crachats.

Dans une précédente causerie, je vous ai dit que les bacilles de Koch peuvent se trouver en très grand nombre dans les crachats de certains malades. Je vous ai expliqué que si ces crachats sont répandus sur le sol, sur les mouchoirs, sur les linges, les vêtements, sur les planchers des appartements, des salles publiques, des écoles, des voitures, etc., ils finissent par se dessécher; puis, soulevés avec les poussières inertes, ils se mêlent à elles ainsi que les *germes* qu'ils renferment, voltigent dans l'atmosphère et pénètrent ainsi dans les poumons avec l'air introduit pour la respiration.

Pour bien vous convaincre, je vais vous citer

quelques expériences, très faciles à comprendre, dont le souvenir vous sera profitable.

Dans une chambre isolée, le docteur Cornet a étendu par terre un tapis, sur lequel il a semé des crachats tuberculeux. Lorsque ces crachats furent desséchés, il plaça des cobayes dans des cages disposées à des hauteurs variables au-dessus du tapis; puis, de temps en temps, il vint balayer le tapis avec un balai dur. — Sur 48 cobayes qui se trouvaient dans la chambre, 46 contractèrent la tuberculose. Pour faire ce balayage, M. Cornet mettait une blouse et s'entourait la tête et la figure d'un masque en ouate, dans lequel étaient enchassés deux verres pour les yeux. Malgré ces précautions, ce médecin trouva des bacilles dans son mucus nasal, et l'inoculation de ce mucus à des cobayes provoqua chez ces derniers une tuberculose expérimentale. Vous voyez ce qui aurait pu arriver si M. Cornet avait eu le terrain favorable et prédisposé à la maladie.

Les expériences de M. Harold ont été faites à l'extérieur. Sur deux carrés de gazon, dont l'herbe avait été coupée aussi court que possible, on répandit un mélange d'eau et de crachats tuberculeux. Le temps étant particulièrement sec et beau, on s'arrangea pour préserver un des carrés des rayons du soleil. Des lapins et des cobayes furent enclos sur chaque carré et vécurent de six semaines à six mois, sur le sol très sec et très poussiéreux du gazon ainsi préparé et souillé de bacilles. Or 80 p. 100 de ces animaux furent trouvés atteints de tuberculose pulmonaire.

Il vous paraît donc bien évident que l'infection tuberculeuse peut se produire dans les endroits où des crachats se sont desséchés et ont pu être soulevés avec la poussière.

La conclusion s'impose : Il ne faut jamais cracher par terre, pas plus dans les appartements que sur les sols extérieurs, et cette recommandation devrait être la loi de tous, aussi bien des individus bien portants que des malades. Il faut même aller plus loin et déclarer que c'est aux gens bien portants à donner l'exemple, car si les crachats des personnes saines sont inoffensifs, au point de vue de la contagion, il est impossible de limiter la défense de cracher aux seules personnes malades ; dans la pratique, en effet, la distinction n'est pas possible, étant donné surtout que beaucoup sont tuberculeux sans que l'on s'en doute.

En principe donc, la défense de cracher doit être générale et devrait être rigoureusement observée par tout le monde et en tous lieux.

Malheureusement nous sommes loin de compte ; on a beau répéter, sur tous les tons, que cracher par terre est non seulement une habitude malséante et malpropre, mais une pratique dangereuse, c'est comme si l'on chantait.

Ah ! les mauvaises habitudes sont difficiles à déraciner et, quand il s'agit de convaincre le public de la nécessité d'une mesure d'hygiène, on ne sait vraiment pas quel langage employer pour se faire comprendre. On consent bien à ne pas fumer dans les omnibus ou les compartiments de chemin de fer, mais je me demande si la petite pancarte : « Défense de cracher ! » qui s'étale, depuis deux ou trois ans, à côté de la « Défense de fumer ! » a jamais empêché un monsieur qui a envie de cracher, de déposer ses mucosités ou sa salive sur le parquet ? Avez-vous vu souvent un voyageur ou un conducteur faire des observations à ce sujet ?

Malgré tout ce qui a été dit et publié, on crache toujours, on crache partout, même dans les endroits où des crachoirs sont mis à la disposition de ceux que l'on invite à ne pas souiller le sol de leurs expectorations.

Écoutez plutôt : Il y a trois ans environ, la Commission de la tuberculose avait invité les compagnies de chemin de fer à installer des crachoirs dans les gares.

La Compagnie du Nord a immédiatement répondu à cet appel et a placé, dans la gare de Paris, des crachoirs conformes aux modèles recommandés par la Commission. Comme il est habituel, en France, on a plaisanté beaucoup sur ces crachoirs, mais... on en a fort peu usé.

Pour être fixé par des chiffres, le docteur Périer a prié le chef des services de la gare du Nord, M. Averland, de vouloir bien faire établir un relevé exact des personnes usant des crachoirs. Une surveillance a alors été établie auprès de deux de ces appareils, situés dans deux endroits (aux voies 6 et 12) les plus fréquentés, et aux moments où la circulation est la plus active.

Voici les résultats obtenus!

		NOMBRE DE PERSONNES		
Dates et heures de la surveillance.	Voies.	passées devant les crachoirs.	ayant craché à terre.	ayant utilisé les crachoirs.
18 octobre. De 5 h. soir à 5 h. 30.	6	625	5	2
	12	315	8	1
19 octobre. De 8 h. 30 mat. à 9 heures.	6	450	8	1
	12	440	12	1
20 octobre. De 11 h. 30 mat. à 11 h. 45.	6	630	18	0
	12	580	4	1

De telle sorte que, pour 6 personnes usant des crachoirs, on en a compté 55 qui ont craché par terre.

Voilà qui est édifiant, n'est-ce pas! Or cette constatation est d'autant plus inquiétante qu'il est impossible de savoir comment on arrivera à fixer la crainte de la poussière de crachats dans l'esprit du public.

Les Américains sont plus pratiques, car, à côté de la défense de cracher, ils ont placé la sanction pour les délinquants. A New-York la police a créé des agents spéciaux chargés de la surveillance des cracheurs, sur les lignes de chemin de fer et sur les paquebots. On cite le cas d'un individu qui, poursuivi pour avoir craché dans un wagon du métropolitain, a été condamné à l'amende édictée par le nouveau règlement sanitaire. Coût du crachat : 50 dollars, soit 250 francs.

A San Francisco, plus de 50 citoyens ont été arrêtés en quelques jours pour avoir craché en public.

Faudrait-il souhaiter que chez nous on arrive à la mise en vigueur de pareilles mesures? Je ne le crois pas ou du moins j'estime que si des amendes étaient appliquées, comme sanction aux défenses de cracher, on pourrait les limiter aux lieux de réunions, salles diverses mises à la disposition du public, gares, salles d'attente, salles de spectacles, salles de fêtes, établissements publics, hôpitaux, écoles, etc., sans excepter les moyens de transport, voitures, omnibus, tramways, wagons, bateaux, etc.; ce serait autant de gagné et, au fond, je ne vois pas pourquoi on n'appliquerait pas aux cracheurs ce qui s'applique couramment à ceux qui se rendent coupables de certaines contraventions ou ... incongruités.

Mais ce qu'il faut surtout c'est convaincre la masse par la vulgarisation et l'exemple, c'est changer les habitudes acquises, par l'éducation de l'enfant, éducation donnée par le maître, à l'école, par les parents, dans la famille, par les chefs, dans l'armée et dans toutes les administrations publiques et privées, etc. Peut-être, avec le temps, beaucoup de ténacité et de patience, arrivera-t-on à faire entrer dans les mœurs l'horreur du crachat et l'habitude de l'usage du crachoir.

Par conséquent, malade ou non, personne ne devrait cracher par terre, surtout dans les appartements ou tout autre endroit fermé; si, dans la rue, le besoin impérieux de cracher se fait sentir, on doit prendre la précaution de le satisfaire exclusivement dans le ruisseau et non pas sur le trottoir ou sur la chaussée.

Pour les malades, l'usage du crachoir s'impose et vous avez ici assez l'habitude de vous en servir, pour que vous sachiez comment et dans quelles conditions on doit employer ces appareils. A ce propos, je tiens cependant à vous rappeler quelques conseils utiles, non seulement pour vous-même, mais pour votre entourage. Je dis que ces conseils sont utiles à vous-mêmes, parce que si les poussières de crachats contenant des bacilles sont dangereuses pour les individus bien portants, elles sont également dangereuses pour les tuberculeux, à cause des dangers de réinfection auxquels elles les exposent.

De plus, j'ajouterai, en passant, que le crachoir est d'autant plus utile au malade qu'il doit pouvoir expectorer toutes les fois qu'il en a besoin ; il pourrait s'exposer à des accidents redoutables, du côté de son intestin, s'il commettait la faute d'avaler ses propres crachats.

Vous connaissez le modèle de crachoir de poche en service au sanatorium, nous n'en parlerons pas ; mais, pour les appartements ou pour la nuit, on trouve des crachoirs spéciaux assez commodes, à défaut desquels une simple casserole contenant de l'eau et un peu de carbonate de soude (cristaux de soude) rend les mêmes services, pourvu qu'on prenne la précaution de la couvrir, surtout quand il y a des mouches.

Dans tous les cas ne faites jamais usage des crachoirs à sciure de bois ou à poussière de sable, qui, non seulement sont d'un aspect malpropre mais sont dangereux, car la sciure et la poussière peuvent se répandre facilement au dehors et voltiger en entraînant des particules de crachats.

Enfin, on ne doit jamais cracher dans un linge et encore moins dans un mouchoir, car les expectorations, déposées dans le tissu, peuvent d'abord souiller les poches, les draps, etc., ou, après dessiccation, se réduire en poussières contagieuses.

Une question importante est encore celle de la destruction des crachats et de la désinfection des crachoirs; or, comme vous pouvez vous en rendre compte ici-même, ce n'est pas très compliqué. Il suffit d'abord de vider le contenu du crachoir sur de la cendre ou de la sciure de bois, que l'on jette aussitôt dans le feu; se servant ensuite d'une petite casserole exclusivement réservée à cet usage, on fait bouillir le crachoir pendant cinq minutes dans de l'eau où l'on a mis une bonne cuillerée du sel vulgaire que vendent tous les épiciers sous le nom de *cristaux de soude* ou *carbonate*. A défaut de foyer, l'ébullition prolongée des crachats et du crachoir, dans la même eau carbonatée, au moyen d'une lampe pourra suffire.

Enfin, pour ceux qui n'ont même pas la facilité de faire cette petite cuisine de propreté, nous recommandons de remplir le crachoir avec une *solution de soude*; on laisse en contact pendant une douzaine d'heures, puis on jette le contenu, crachats et solution de soude, dans les cabinets d'aisance; on rince ensuite le crachoir à l'eau ordinaire.

La solution de soude dont je parle ici est très bon marché; on la prépare en faisant dissoudre 100 grammes de soude ordinaire, que vendent tous les droguistes, dans un litre d'eau. Cette solution a été reconnue très active contre le bacille de Koch, par le Dr Vincent. Pour toute simplicité, dans ce dernier cas, il suffit d'avoir deux crachoirs; l'un se désinfecte, pendant que l'autre est en usage.

Comme complément aux précautions à prescrire contre la contagion par les expectorations des malades, il est recommandé à ceux-ci de ne jamais tousser ni éternuer, sans placer un mouchoir devant la bouche, afin d'éviter la projection,

dans l'air, des particules de salive qui peuvent
être virulentes.

Il y a lieu aussi de mettre en garde contre la
mauvaise habitude que l'on a de se mouiller le
doigt, avec de la salive, pour tourner les feuillets
des livres ou ... compter des billets de banque.
Certes, il n'est pas inutile de vous entretenir de
ce détail, car le danger d'infection, par les livres
qui ont passé par les mains des tuberculeux, est
beaucoup plus grand qu'on ne le croit généralement.

A Kharkov, ville de Russie, on s'aperçut, il y a
3 ou 4 ans, qu'en un laps de temps très court,
la tuberculose avait fait de nombreuses victimes
dans le personnel de la municipalité. On remarqua
que les premiers cas frappèrent ceux des employés
qui avaient eu à faire des recherches dans les
Archives départementales. On soumit alors les
papiers et documents de ces archives à des exa-
mens bactérioscopiques et on constata qu'ils
étaient littéralement couverts de bacilles tuberculeux. Or, parmi les employés, il y en avait eu
un, antérieurement, qui était atteint de tuberculose pulmonaire et qui avait l'habitude, pour
tourner les pages des Archives, de mouiller son
doigt avec sa salive, et c'est ainsi qu'il laissa, sur

chaque feuillet, des bacilles qui infectèrent plus tard tant de personnes.

Une observation absolument identique a été faite dans le Bureau de santé de Laming (Michigan), où vingt commis tombèrent successivement malades et moururent de phtisie. On fit l'examen des livres les plus souvent manipulés par ces commis et on les trouva remplis de bacilles de Koch. Une enquête plus approfondie démontra que l'infection initiale datait du temps où un des employés, reconnu tuberculeux par tout le monde, avait travaillé dans le bureau et qu'il avait l'habitude de tourner les pages avec les doigts mouillés par sa salive.

A part ces faits précis, justifiant l'importance d'une recommandation comme celle que je vous faisais tout à l'heure, j'ajoute que les livres ayant servi aux poitrinaires offrent encore des dangers, parce qu'il est de toute évidence qu'un malade penché sur ou en face d'un livre, soit pour lire, soit pour écrire, a tous les moyens de l'infecter par les gouttelettes qu'il projette en parlant ou toussant. Par conséquent, ces livres seront pour toujours une source d'infection tuberculeuse, car on ne connaît pas un seul procédé efficace de désinfection des pages d'un ouvrage, quelque peu volumineux qu'il soit.

D'une façon générale, des précautions sont toujours à prendre, dans l'intérêt de tous, à l'égard des objets ayant eu contact avec les premières voies respiratoires et la bouche des malades, ou ayant pu être souillés par des expectorations et des gouttelettes de salive. Voilà pourquoi nous pratiquons avec tant de soin et nous préconisons la désinfection de tous les ustensiles de table, assiettes, fourchettes, cuillères, verres, etc.; voilà pourquoi les linges, mouchoirs, serviettes, draps, etc., sont soumis aux mêmes opérations. Le procédé employé est identique à celui que nous utilisons pour les crachoirs : l'ébullition pendant cinq à dix minutes dans de l'eau contenant du carbonate de soude.

Comme en pareille matière aucune précaution n'est exagérée et qu'il m'est arrivé de faire des constatations qui démontrent qu'il est utile d'entrer dans tous les détails, je dois vous faire savoir que, d'après les expériences des docteurs Anglade et Chocreaux, les selles des tuberculeux ne sont pas moins dangereuses que leurs crachats, surtout quand il s'agit d'individus qui, pour des raisons diverses, avalent leurs expectorations.

Les bacilles qui, provenant du poumon ou du larynx, passent ainsi, même en petites quantités, dans le tube digestif, le traversent sans y être en rien altérés. Si, en passant, ils ne déterminent pas d'accidents ou d'infection intestinale, ils sont rejetés par les selles, où on peut les retrouver, et voilà pourquoi un malade doit toujours s'abstenir d'aller ailleurs qu'au water-closet et doit prendre aussi toutes précautions de rigueur à l'égard de ses matières fécales.

Maintenant, comme il est à peu près certain que, pour longtemps encore, on ne parviendra pas à empêcher les gens malpropres de cracher par terre, comme c'est en se mêlant aux poussières de l'air que les crachats desséchés peuvent pénétrer dans nos poumons, il est de toute prudence de se défendre par tous les moyens contre ces poussières.

D'ailleurs, non seulement les poussières sont dangereuses, quand elles renferment des bacilles de Koch, mais elles le sont aussi par les germes d'autres maladies qu'elles véhiculent souvent, ainsi que par l'action irritante qu'elles produisent sur la muqueuse des voies respiratoires.

Par conséquent, partout, dans les rues, les habitations, les ateliers, les usines, les casernes, les gares, les écoles, les appartements, etc., on devra employer exclusivement le *balayage humide*, avec la serpillière mouillée, et l'on proscrira, impitoyablement, le balayage à sec et l'époussetage au plumeau qui soulèvent les poussières et les répandent à profusion dans l'atmosphère.

Un bon procédé à recommander consiste à répandre, sur les sols et planchers à balayer, de la sciure de bois mouillée; les débris et poussières ainsi recueillis sont ensuite jetés dans le feu et brûlés.

Les indications générales que je viens de vous fournir et qui sont destinées tout particulièrement à vous protéger contre les moyens les plus ordinaires de transmission du bacille de Koch ne doivent pas faire oublier que tous rapports directs, immédiats, avec des malades sont également dangereux. Je dis rapports immédiats et non pas existence en commun, car on peut vivre sans aucun danger autour des tuberculeux, si l'on sait prendre et leur faire prendre les simples mesures d'hygiène et de propreté qui sont recommandées. Mais on évitera, et ceci s'adresse spécialement aux parents et aux époux, de les embrasser trop intimement, de coucher avec eux ou d'user du même lit, de manger ou boire après eux, enfin de se servir, sans précautions ni désinfections préalables, des objets, vêtements et ustensiles divers qu'ils ont souillés.

Avec ces seules précautions, je le répète bien haut, il n'y a aucune crainte à avoir des poitrinaires et, encore une fois, je proteste énergiquement contre les tendances actuelles qui les feraient presque considérer comme des pestiférés.

Contre le lait et la viande capables, dans certains cas, de transmettre à l'homme la tuberculose des animaux, il est facile de se défendre.

Quand on n'est pas sûr de la provenance du lait; quand on n'est pas certain qu'il a été fourni par des vaches reconnues saines, à un examen sérieux, ou soumises à l'épreuve de la tuberculine, on ne le boira jamais cru mais seulement après une bonne ébullition.

Je ferai la même recommandation pour la viande, qu'en dehors de toute certitude sur son origine, on ne devra manger que parfaitement cuite.

Les faits que je vous ai rapportés dans cette causerie et les recommandations qui en ont été la conséquence sont de première valeur pour éviter la propagation de la tuberculose; non seulement vous les retiendrez, pour en faire votre profit personnel, mais, toutes les fois que l'occasion se présentera, vous les vulgariserez et les porterez à la connaissance des ignorants.

HUITIÈME CAUSERIE

Les pouvoirs publics et les grandes administrations dans la lutte contre la tuberculose.

L'habitation et le logement salubres. — Les jardins ouvriers et la vie à la campagne. — La préservation des enfants contre la tuberculose.

Les complications de la tuberculose pulmonaire. — Laryngite tuberculeuse. — Les troubles des fonctions digestives.

Que doit-on penser des remèdes et des médicaments dans le traitement rationnel de la tuberculose pulmonaire. — Les médicaments-aliments et les stimulants de la nutrition. — Des médications antibacillaires.

Avant de poursuivre l'exposé des conseils se rapportant aux mesures à prendre, dans les familles, pour éviter la contagion et réaliser les conditions de vie hygiénique à opposer à la prédisposition tuberculeuse, je pourrais vous entretenir des devoirs qui incombent aux pouvoirs publics et aux grandes administrations dans la protection de la vie humaine contre la tuberculose.

C'est une grosse et importante question, mais devons-nous, ici, nous en préoccuper? Je ne le pense pas, car, pour votre gouverne personnelle, il n'y a aucun bénéfice immédiat à vous apprendre ce que l'on fait ou ne fait pas et, surtout, ce que l'on devrait faire.

Les hygiénistes, les maîtres de la science, les démographes, les Sociétés savantes ou philanthropiques, les OEuvres antituberculeuses aussi nombreuses que variées, les Congrès spéciaux, les Commissions parlementaires ou extraparlementaires de la tuberculose se chargent de préconiser les mesures d'ordre général qu'il y aurait lieu de mettre en vigueur, pour enrayer la propagation du mal dans les agglomérations, dans les écoles, les lycées, les collèges et autres établissements d'enseignement ; dans les administrations de l'État, les postes et télégraphes, notamment, où le bacille fait rage ; dans l'armée, dans la marine ; dans les palais de justice, les prisons, maisons centrales de détention, etc. ; dans les hôpitaux et hospices, dans les chemins de fer, etc., etc.

Partout il y a à faire, partout des prescriptions d'hygiène rigoureuses devraient être imposées ; mais combien peu il y a de fait par rapport à ce qui reste à faire. On cite volontiers et avec raison l'exemple de l'Angleterre qui, par une application méthodique de mesures d'hygiène publique, a réussi, en cinquante ans, a faire baisser sa mortalité tuberculeuse de plus de 45 p. 100, au point qu'elle ne s'élève qu'à 13 sur 10 000 vivants au lieu de 30, 35 et 40, comme elle est encore en France et dans d'autres pays d'Europe.

Ne reculant devant aucun sacrifice, quelqu'énorme qu'il soit, les Anglais n'ont pas hésité à dépenser des milliards pour modifier, par l'hygiène, l'état sanitaire de leur pays et pour enrayer ainsi la propagation des maladies contagieuses. Ils ont pratiqué l'assainissement en grand des quartiers insalubres, par la suppression des ruelles étroites, courettes, culs-de-sac et bas-fonds populeux, par la démolition des maisons et logements humides, le drainage du sous-sol, l'aération des usines, ateliers et manufactures ; ils ont poursuivi l'amélioration du bien-être des classes laborieuses, etc.

Comme récompense de cet effort admirable, l'Angleterre, de 1854 à 1895, non seulement a enrayé les progrès des maladies contagieuses, telles que fièvre typhoïde, variole et autres, mais elle a vu la mortalité par tuberculose subir la diminution de 45 p. 100, que je citais plus haut.

En présence de pareilles démonstrations nous voudrions voir appliquer strictement, chez nous, les articles de la loi de 1902, sur la santé publique, en tout ce qui s'applique à la salubrité des villes, villages et des habitations; les règlements de police sanitaire ayant pour objet d'éviter le sur-peuplement des logements, d'assurer leur propreté et de faire disparaître les taudis; l'installation hygiénique de tous les services publics; l'amélio-ration de l'hygiène des ateliers, manufactures, usines, etc., et leur inspection médicale régulière; la désinfection obligatoire de tous les véhicules servant aux transports en commun, sans oublier la désinfection des chambres d'hôtels, etc.

Je m'arrête, car, sur ce chapitre, on risque de trouver matière à des développements sans fin, et, en commençant, je me suis promis de limiter mes conseils à des prescriptions d'ordre plus individuel que général.

Dans cet ordre d'idées, je reviens à la question du logement, dont l'importance, au point de vue de l'hygiène sociale et de la préservation contre la maladie, est des plus grandes. L'idéal serait que chaque famille puisse avoir sa maison et, à défaut, il faudrait réduire le plus possible à deux ou trois le nombre des familles par maison.

Vous éviterez donc les grandes casernes, les logements dans des bâtiments immenses où vit, en contact perpétuel, tout un peuple de locataires.

Avant d'arrêter un appartement et de s'y installer, il faut, surtout si un malade l'a antérieurement occupé, s'assurer qu'il a été désinfecté. Cette désinfection est de rigueur, on a le tort de ne pas la pratiquer couramment; elle s'impose comme moyen de défense contre la propagation de la tuberculose. Dans la plupart des grandes villes, il existe des services municipaux de désinfection; on doit y avoir recours toutes les fois que c'est nécessaire, car ils sont gratuitement à la disposition des familles qui ne peuvent pas faire les frais de l'opération. A défaut, il est des dispensaires qui assurent, sans frais, le service de la désinfection à domicile.

Mais, en l'absence de ces moyens, on peut réaliser assez facilement et à bon compte une désinfection suffisante.

Les liquides que l'on doit employer pour cela sont les suivants :

Une solution de soude à 100 grammes par litre d'eau, ou l'eau de Javel ordinaire, telle qu'on la trouve chez tous les épiciers et droguistes.

Comme la solution de soude, l'eau de Javel, même étendue de 20 fois son volume d'eau, agit énergiquement sur le bacille de Koch ; elle est encore plus active lorsqu'on la mélange avec du savon noir dans la proportion de trois parties de savon pour cent parties d'eau de Javel diluée.

Avec ces liquides, on pratiquera la désinfection en s'en servant pour laver les parquets, les murs, les meubles et tous les objets ayant eu contact avec les malades.

Pour compléter l'opération, on peut faire brûler du soufre, dans les pièces bien closes, avec toutes les précautions de rigueur pour éviter les accidents ; les vapeurs sulfureuses qui se dégagent sont reconnues très efficaces pour la destruction des germes. On doit compter 25 grammes de soufre par mètre cube à désinfecter.

Je vous ai dit que, dans la désinfection, devaient être compris les meubles et autres objets ayant eu contact avec les malades et j'insiste sur ce détail, car trop souvent on le néglige. Or, sachez bien que le danger de contagion, par le mobilier provenant des tuberculeux, est très réel et se trouve établi non seulement par des constatations, dont quelques-unes sont très anciennes, mais par des expériences directes. MM. Bloc et Plicque ont remarqué que chez les porteurs de l'hôtel des ventes (particulièrement appelés par leur profession à manier des mobiliers contaminés) la mortalité par tuberculose atteint un chiffre relativement considérable; ainsi, sur 40 décès, on en relève sûrement 29 à l'actif de la tuberculose.

MM. Debove et Jousset ont inoculé à des animaux du liquide qui avait servi à laver les tables de nuit des phtisiques et ils ont obtenu des résultats positifs; les sujets d'expérience ont pris la tuberculose. Vous voyez que le choix qui a été fait ici de tables de nuits, à plateaux de porcelaine, très simples et faciles à désinfecter, n'est pas un luxe inutile. Par conséquent, comme pour les matelas, traversins, oreillers, couvertures, etc., qui doivent toujours passer à l'étuve, la désinfection du mobilier est une nécessité.

En dehors de ces précautions, obligatoires quand un appartement a été occupé par un malade, la propreté la plus minutieuse doit être la loi dans un intérieur familial; de plus, quelle que soit la saison, quelle que soit la température extérieure, l'air d'un appartement doit être largement et complètement renouvelé tous les jours et plusieurs fois par jour. Il faut que, pour ceux qui l'habitent, la maison soit saine, agréable, attrayante, et voilà pourquoi, tant au point de vue du charme qu'au point de vue de l'hygiène, la préférence sera accordée à celle qui sera entourée d'un jardin.

Je vais même plus loin et, me ralliant sans réserve à la campagne salutaire que des âmes généreuses ont entreprise en faveur *des jardins ouvriers*, je voudrais, moi aussi, que chaque famille ait son petit coin de terre, son petit jardinet à cultiver. Le jardin est une source d'air pur, où, dans des distractions saines et morales, le corps ainsi que l'esprit trouvent le repos et le calme; il éloigne ceux qui s'y réfugient des foyers d'agglomération humaine et par suite les met à l'abri des contaminations par le bacille de Koch. Le jardin, quelque modeste qu'il soit, est un coin de paradis terrestre dans l'enfer de la grande ville; il ramène l'homme à l'état de nature et le refait un peu campagnard. Or l'existence au grand air, la vie de la campagne, ou mieux à la campagne, n'est-ce pas là le grand remède?

Il ne faut pas nous illusionner, l'homme n'est pas fait pour la vie malsaine des villes, et voilà pourquoi, dans l'intérêt de la conservation de la

vigueur de notre race, nous regrettons le mouvement d'immigration vers les grands centres qui,
depuis une cinquantaine d'année surtout, s'accuse progressivement. Les paysans abandonnent
en masse la terre bienfaisante qui leur convient
et qui les avait faits robustes, pour venir s'enfermer entre des murs, travailler dans des usines,
vivre en des logements privés de soleil, d'air et
de verdure, dans une atmosphère meurtrière où
les plantes elles-mêmes jaunissent et meurent.

Quand la chose est possible, à tous et surtout
aux malades nous conseillons le retour au grand
air, la vie à la campagne; quelquefois on parvient, sans trop de difficultés, à concilier les exigences d'une profession avec une installation
extra muros; il n'y a rien de mieux pour conserver sa santé et enrayer les progrès de la tuberculose.

L'envoi à la campagne est encore le procédé le
plus efficace auquel on doit recourir, pour prévenir l'éclosion de la tuberculose chez les organismes que nous avons signalés comme prédisposés à cette maladie; pour les enfants c'est une
mesure des plus recommandables.

Vous savez qu'il existe une Œuvre de Préservation de l'Enfance contre la Tuberculose, à la tête de laquelle se trouve son fondateur, le professeur Grancher. Le but qu'elle se propose est de prévenir, avant tout, la contagion qui menace les membres encore sains d'une famille où s'est introduite la tuberculose. Pour cela, laissant à d'autres organisations le soin du malade, l'Œuvre de Préservation s'occupe de soustraire les enfants aux dangers de la contagion, en les envoyant *à la campagne*, dans des familles saines, où ils trouvent la vie dans l'air pur et la lumière, qui doit leur assurer force et santé.

Les enfants issus de parents tuberculeux, ou manifestement prédisposés à contracter la maladie, devraient tous être envoyés à la campagne, à une altitude de préférence, non pas pour quelques mois, mais pour aussi longtemps que possible car l'idéal, en pareil cas, serait de faire de ces enfants des paysans et des agricoles, en les préparant à une profession qui les force à ne jamais quitter le grand air et les champs.

Je pourrais vous citer l'exemple d'enfants que j'ai la certitude d'avoir sauvés, en donnant ce conseil aux parents, qui l'ont compris et s'y sont conformés avec toute la rigueur imposée.

Pour les enfants qui restent en ville, il est nécessaire, quel que soit leur état de santé, de les envoyer au grand air, au moins un mois ou deux par année, et c'est pour cela qu'on ne saurait trop encourager l'organisation des groupements champêtres de petits écoliers, connus sous le nom de *colonies scolaires*.

Avec tous les moyens que je vous ai énumérés, on doit pouvoir éviter la tuberculose; malheureusement peu de gens les connaissent suffisamment ou veulent bien les mettre en pratique. Rappelez-vous alors que l'exemple est contagieux et, puisque vous savez, partout où vous serez, parlez et agissez; propagez le contage du bon exemple et soyez les apôtres convaincus de la lutte contre le bacille de Koch, par la prophylaxie et l'hygiène.

J'en aurai fini avec ce qui se rapporte immédiatement à la tuberculose, quand je vous aurai très sommairement entretenus des principales complications qui surviennent au cours de l'évolution de cette maladie et des médicaments habituellement ordonnés dans les maladies de poitrine.

En principe, il ne faut pas oublier que si la tuberculose du poumon est la plus fréquente, tous les organes du corps peuvent être atteints par le bacille, de telle sorte qu'il existe des tuberculoses du larynx, de l'intestin, des articulations,

du foie, des reins, du cerveau, etc., etc., toutes
ces formes peuvent parfois s'associer les unes
avec les autres, ou bien précéder ou compliquer
une tuberculose pulmonaire.

La *laryngite* est une des complications les plus
fréquentes de la tuberculose. Plus ou moins précoce dans son apparition elle est généralement
secondaire et consécutive à une infection du
larynx par les crachats. On s'est demandé si la
tuberculose laryngée pouvait exister seule et, à
cette question, il est des médecins qui ont répondu
par l'affirmative. Personnellement, je ne le crois
pas, car dans toutes les observations à ma connaissance, où il y avait les apparences d'une localisation franche et isolée au larynx, une auscultation minutieuse permettait de déceler des modifications respiratoires aux sommets des poumons.

Dans les formes ordinaires, la laryngite tuberculeuse évolue lentement, elle peut même débuter
sans provoquer aucun symptôme, pas même un
changement dans le timbre de la voix. Cependant,
les premiers signes de l'altération se traduisent
par un peu d'enrouement; la voix est voilée,
éteinte ou rauque; dans quelques cas, il n'y a ni
gêne, ni douleur, mais parfois aussi le malade
éprouve au larynx une sensation de chatouille-

ment, de picotement assez désagréable et qui provoque la toux.

Quand le mal s'aggrave, les troubles vocaux s'accusent et peuvent aller jusqu'à la complète extinction de voix; en même temps surviennent de la douleur, de la gêne pour avaler, des quintes de toux, etc., etc.

La première recommandation, pour un malade atteint du côté du larynx, est de garder le silence aussi complet que possible ; il faut absolument mettre l'organe au repos et, en même temps, se confier aux soins d'un médecin qui se chargera de faire ou d'ordonner les pansements et médications locales convenables.

Chez les tuberculeux, les fonctions digestives sont fréquemment troublées et il est d'autant plus utile de le faire savoir que, bien souvent, des malades mettent sur le compte d'un régime alimentaire ce qui n'est que la conséquence des méfaits du bacille de Koch.

La simple diminution ou perte d'appétit, avec dégoût des aliments, s'observe souvent mais, quand elle ne s'accompagne pas d'altérations trop prononcées du côté de l'estomac, elle ne résiste pas à l'heureuse influence du bon air et de la cure. Quand la perte d'appétit est une manifestation de ce que l'on appelle la dyspepsie commune des phtisiques, elle est accompagnée de divers malaises, crampes, pesanteur, douleurs d'estomac; les digestions sont alors laborieuses, pénibles, le malade a parfois des renvois acides ou fétides, avec sensations de brûlures.

Un autre effet de la dyspepsie dont je vous parle est la *toux de l'estomac*, c'est-à-dire celle qui est causée par l'absorption des aliments et survient après le repas. Dans ces cas-là, après avoir mangé, le malade est pris de quintes de toux très pénibles, qui se répètent avec tellement de violence qu'elles arrivent à provoquer des vomissements. Cette toux vomitive est parfois un véritable cercle vicieux, car le malade, toussant parce qu'il a mangé et vomissant parce qu'il a toussé, s'alimente très mal et perd toute résistance. Pour remédier à ces accidents il faut calmer l'irritabilité de l'estomac par une médication appropriée, que l'on sollicitera de son médecin.

A quoi attribuer ces phénomènes?

La seule explication à admettre est celle d'un empoisonnement par les produits toxiques que sécrètent les bacilles de Koch; ce sont ces poisons qui, agissant directement ou indirectement sur la muqueuse et les glandes de l'estomac, affaiblissent et troublent les fonctions stomacales. Voilà pourquoi j'estime que des lavages bien faits et bien supportés peuvent, dans certaines circonstances, rendre de grands services.

Quand la dyspepsie toxique dont je viens de vous entretenir s'aggrave, elle aboutit à une véritable gastrite, mais c'est alors beaucoup plus sérieux et voilà pourquoi, pour cela comme pour les autres accidents, il importe de se faire soigner bien vite et complètement.

La tuberculose peut frapper l'intestin et se traduire par des troubles qui, comme les précédents, doivent être mis sur le compte des *poisons tuberculeux*. Le symptôme le plus commun est la diarrhée, diarrhée qui, dans les formes bénignes, est passagère ou intermittente, mais dont il faut se préoccuper quand elle menace de durer un peu longtemps.

Comme complications pouvant survenir encore, mais à propos desquelles je serai très bref, je vous citerai : les péritonites, les méningites, surtout fréquentes et dangereuses chez les jeunes enfants; les névralgies ou douleurs nerveuses périphériques, dont quelques types se rencontrent assez souvent sous la forme de *points* et ne sont pas graves; les ostéites et arthrites tuberculeuses auxquelles il faut, dès l'origine, prêter une grande attention, car lorsque le bacille atteint un os ou une articulation les suites peuvent être graves. A ce sujet, il faut se méfier beaucoup de la confusion qui pourrait être faite entre une localisation tuberculeuse et un simple rhumatisme; un examen médical sérieux devra toujours être sollicité.

Venant de vous parler des os et des articulations, je dois attirer votre attention sur une déformation des doigts assez fréquente chez les poitrinaires. C'est un gonflement des extrémités, avec bombement des ongles, dont la pointe s'incurve en bas, de telle façon que le bout des doigts prend la forme d'une baguette de tambour. Cette déformation, qui constitue ce que l'on appelle le *doigt hippocratique*, se rencontre non seulement dans la phtisie mais dans la plupart des maladies chroniques de l'appareil respiratoire.

La tuberculose peut enfin se manifester par des engorgements des glandes ou des abcès multiples, dont la guérison est lente et qui laissent des cicatrices assez caractéristiques.

Maintenant, que dois-je vous dire de l'emploi des remèdes et des médicaments dans le traitement de la tuberculose? Peu de choses assurément, car s'il nous fallait passer en revue l'interminable liste des substances médicamenteuses auxquelles on a cru pouvoir attribuer des guérisons, vous ne tarderiez pas à me demander si, sous prétexte de causerie instructive, je ne procède pas à l'inventaire d'une officine de pharmacien.

En effet, les prescriptions thérapeutiques, les formules, les médicaments et les spécialités à l'usage des tuberculeux sont innombrables; mais que valent-elles? Leur très grand nombre est, à mon avis, la seule preuve à invoquer de leur presque inefficacité et de leur impuissance. Si une seule de ces prescriptions était bonne, il n'y en aurait pas tant!

Je suis donc très sceptique à l'égard de l'efficacité réelle des médicaments, dans le traitement rationnel de la tuberculose, mais, cependant, je ne conteste pas la valeur de certains d'entre eux comme adjuvants de la cure.

Afin de mieux vous convaincre, je vais me permettre de laisser la parole à un praticien des plus expérimentés, le Dr Daremberg, dont les conseils pleins de sagesse sont le fruit non pas seulemetn d'une très longue pratique de la tuberculose, mais d'une observation des plus personnelles.

« Quand un tuberculeux, dit-il, est en bonne voie de guérison, quand il n'a ni fièvre, ni insomnie, quand il mange et digère bien, il ne doit prendre aucun médicament. »

Les tuberculeux jeunes supportent seuls les médicaments; ils les supportent parce qu'ils sont jeunes, mais, souvent, ils ne leur sont d'aucune utilité. La tuberculose n'aime pas les remèdes et le tuberculeux a assez de mal à se guérir par l'hygiène pour ne pas chercher à se détruire par les médicaments.

Les médicaments qui ont la prétention de guérir la tuberculose sont seulement néfastes pour les malades; en les donnant à hautes doses, on empoisonne et on précipite l'évolution fatale de la maladie.

Les tuberculeux doivent donc s'abstenir de tout usage non justifié de drogues et de remèdes; il leur faut surtout, quand ils sont soignés par un médecin sage et instruit, *se méfier beaucoup des bons conseils et de l'intervention intempestive de leurs proches et de leurs amis.*

Les bonnes âmes veulent toujours vous guérir malgré vous et, sans parler des bonnes femmes qui ont vu des guérisons extraordinaires, il est des tas de gens qui croient avoir la médecine infuse dans leur cerveau ; et alors, si l'on ne vous propose pas le remède de la quatrième page du journal quotidien, on vous parle du sérum du Dr X, des piqûres du Dr Y, du merveilleux remède de M. Z, etc. Ne vous laissez pas faire !

C'est là, en substance et sans grands changements dans la forme, ce que dit le Dr Daremberg ; il n'y a pas de meilleur conseil à suivre.

Cependant, me direz-vous, la créosote, le tannin, l'arsenic, l'huile de foie de morue et autres médicaments, qui sont si souvent ordonnés et dont quelques-uns d'entre nous ont déjà fait usage, ne valent donc absolument rien ?

Pour répondre à cette question, voici, en quelques mots, ce qui me paraît être l'expression de la vérité.

Il faut d'abord établir une division entre les médicaments et les séparer en deux groupes, comprenant : 1° les substances qui sont données pour stimuler les fonctions digestives et renforcer l'alimentation réparatrice ; 2° les substances médicamenteuses proprement dites, les remèdes plus particulièrement destinés à agir contre la maladie.

Les agents du premier groupe sont des réparateurs organiques, des auxiliaires de l'alimen-

tation, que l'on ordonne toutes les fois que l'on
désire renforcer le régime alimentaire des malades. Ces médicaments nutritifs doivent être
plutôt considérés comme des aliments, de telle
sorte que le nom de médicaments-aliments, qu'on
leur donne parfois, est parfaitement exact.

Dans cette série, il faut classer l'huile de foie de
morue, les phosphates et glycéro-phosphates de
chaux, phosphates et glycéro-phosphates de fer,
les préparations pharmaceutiques d'hémoglobine,
l'arsenic et les préparations arsenicales, le caco-
dylate de soude, l'arrhénal, etc., auxquels nous
pourrions ajouter, comme stimulants de l'appétit
et de la nutrition, les amers, les préparations de
noix vomique, la persodine et le métavanadate de
soude.

L'*huile de foie de morue* de bonne qualité, car
elle est souvent falsifiée, est très recommandable
et rend de grands services aux malades dont la
nutrition a besoin d'être relevée. Non seulement
elle contient des principes très nourrissants mais
elle renferme, en outre, des produits qui facilitent
l'assimilation et la réparation organique. Il faut
bien surveiller son emploi et ne pas tomber dans
l'abus, car il est des estomacs qui ne la tolèrent
pas et mieux vaut s'abstenir que de violenter une

intolérance bien manifeste. A défaut d'huile de foie de morue, les délicats peuvent avoir recours aux émulsions qui en contiennent et dont il existe plusieurs spécialités.

Les *phosphates* et *glycérophosphates*, les préparations d'*hémoglobine* ont des indications spéciales que le médecin doit diriger, mais ce sont des agents inoffensifs qui, bien employés, ne peuvent être que très utiles.

Quant aux *préparations arsenicales* et autres produits que je vous énumérais ensuite, je fais toutes réserves, car il est des formes de tuberculose qui se trouveraient très mal de leur emploi. Le médecin seul doit savoir s'il peut les ordonner sans danger et s'il y a quelque utilité à le faire.

Les agents du deuxième groupe sont ceux que l'on prescrit avec l'intention d'agir contre la maladie elle-même, avec l'arrière-pensée d'atteindre soit le bacille, soit la lésion.

Atteindre le bacille, dans les poumons, et le détruire, modifier la lésion et favoriser sa cicatrisation représentent bien l'ambition de tous ceux qui ont cherché et administré des médicaments contre la tuberculose.

Je voudrais bien pouvoir vous dire qu'ils ont réussi, malheureusement ce serait vous leurrer et, encore une fois, je ne puis que me reporter à l'opinion que je vous exprimais plus haut.

Parmi les médicaments les plus communément ordonnés, je vous citerai : la créosote et ses dérivés, le tannin, les essences volatiles, l'iode et les iodures, l'acide phénique, les produits soufrés, l'acide cinnamique, etc.

« Parmi tous les remèdes proposés contre la phtisie pulmonaire, dit le professeur Bouchard, ce que nous avons *de moins mauvais*, c'est la créosote. »

Cette opinion d'un maître, exprimée sous cette forme, vous donne la mesure de ce qu'il faut penser des remèdes contre la tuberculose, puisque, à propos du plus recommandable, on ne dit pas *le meilleur*, mais seulement *le moins mauvais*.

La *créosote*, en effet, n'a pas d'action spécifique sur la tuberculose, elle rend quelques services dans certaines formes plus spécialement localisées sur les bronches ; dans quelques cas elle agit favorablement sur l'état général, l'appétit et le poids ; mais elle est si souvent contre-indiquée et les accidents auxquels elle expose sont tellement désagréables que, mettant en parallèle les avantages et les inconvénients, je ne vois pas quel bénéfice on peut retirer de son emploi.

Par contre, ce que nous voyons souvent ce sont les estomacs qu'elle a détraqués, chez les malades auxquels on l'a fait prendre par la bouche ; aussi ayant eu des exemples trop nombreux de cures compromises par des administrations intempestives de créosote, je prêche l'abstention et je la pratique. Que si, dans certains cas, le médecin croit qu'il est utile de recourir à une préparation créosotée, il doit la faire prendre en lavement ou en injections sous la peau.

Les mêmes observations s'appliquent au gaïacol (dérivé de la créosote) et à tous les produits similaires, créosotal, phosphotal, homocrésol, etc.

Le *tannin*, qui fait la base des ordonnances prescrites à un grand nombre de tuberculeux, aux différents degrés, ne réussit pas mieux et mérite lui aussi d'être signalé comme redoutable pour l'estomac.

En somme, et sans poursuivre une énumération que je considère sans intérêt pour vous, je crois qu'il faut être très circonspect dans l'emploi des médicaments, chez les tuberculeux ; à en user couramment et systématiquement, il y a beaucoup plus à perdre qu'à gagner.

Mais, entendons-nous bien, si l'usage systématique des médicaments doit être proscrit, il ne faut pas tomber dans l'excès contraire et s'abstenir, aussi systématiquement, de recourir aux précieuses ressources que nous offre la thérapeutique, pour certaines formes de tuberculose et pour combattre les divers symptômes ou accidents qui surviennent au cours de l'évolution de cette maladie.

Contre les hémoptysies, la fièvre persistante, la toux, les sueurs nocturnes, les insomnies, les douleurs thoraciques, la gêne respiratoire, les troubles de l'estomac, la diarrhée, etc., nous devons agir et nous aider de médicaments qui, donnés à propos, sont de très utiles auxiliaires.

NEUVIÈME CAUSERIE

Obtenir un très bon résultat du séjour au sanatorium et sortir guéri ou très amélioré, tel est le
but que chacun de vous doit s'efforcer d'atteindre,
en n'oubliant rien de toutes les prescriptions
recommandées pour cela.

Mais, quelque bon qu'il soit, le résultat final
serait imparfait s'il n'était que temporaire et voilà
pourquoi, ici-même, nous employons tous les
moyens pour garantir l'avenir en usant des procédés reconnus aptes à fortifier l'organisme et à
augmenter sa résistance.

Nous vous apprenons aussi à vous soigner, de telle sorte que, quand vous nous quittez, vous devez posséder toutes les connaissances nécessaires pour éviter les rechutes et, au besoin, faire bon ménage avec votre maladie, s'il vous en reste encore quelque chose.

Ce sont ces notions pratiques, sur l'*art de conserver la santé*, que je désire compléter par l'exposé sommaire de quelques points, touchant l'hygiène de l'existence.

Je vous ai assez longuement parlé des logements insalubres, pour qu'il me paraisse nécessaire, maintenant, de vous entretenir de l'habitation et du logement salubres.

En règle générale, pour être hygiénique, une maison doit être orientée de telle façon qu'elle puisse recevoir la lumière directe du soleil, pendant une partie du jour; de plus, pour assurer le renouvellement de l'air l'habitation, ne doit pas être ouverte seulement d'un seul côté. La meilleure disposition d'ensemble est celle dans laquelle les deux façades étant tournées l'une vers l'est, l'autre vers l'ouest, reçoivent les rayons du soleil presque perpendiculairement. Cependant, quand il s'agit de choisir l'orientation non plus d'une maison mais d'une chambre de malade, le sud-sud-ouest doit être préféré ; c'est, d'ailleurs, la disposition adoptée pour la façade principale du sanatorium de Bligny.

En plus de la disposition et du nombre des pièces de l'appartement, qui, conformément à ce que je vous ai déjà dit, doivent être suffisants pour éviter le *surpeuplement*, la ventilation et le renouvellement de l'air doivent être largement assurés. L'intérieur d'une maison ou d'une chambre, occupées par des êtres vivants, représente un espace clos où sont réunis un certain nombre de causes d'altération.

En effet, l'air d'un logement fermé est vicié : 1° par la respiration des habitants, qui absorbent de l'*oxygène* et rejettent de l'*acide carbonique* ; 2° par les produits de la transpiration cutanée et les excrétions gazeuses qui s'échappent de la peau ; 3° par les gaz qui s'échappent du tube digestif ; 4° par les foyers d'éclairage, bougies, lampes à huile, lampes à essence, lampes à pétrole, becs de gaz, etc. ; 5° par les foyers de chauffage, quand ils sont défectueux ; 6° enfin, par les matières organiques qui s'accumulent dans certaines pièces et y fermentent plus ou moins, détritus alimentaires, ordures ménagères, linges sales, etc.

Il importe donc essentiellement que l'air vicié, usé et sali d'un logement soit continuellement remplacé par un air pur, venu de l'extérieur, frais et toujours sain. Vous savez combien nous tenons au principe de la fenêtre toujours ouverte, pour les chambres à coucher ; quand il s'agit des autres pièces, l'introduction de l'air pur doit se faire d'une façon insensible et non sous la forme de courants rapides, qui sont parfois dangereux.

Un bon système de ventilation est celui qui se fait de bas en haut ; la sortie de l'air chaud et usé étant assurée par des vasistas placés au-dessus des ouvertures principales.

En dehors de toute installation spéciale, la ventilation des appartements se fait :

1° Par les ouvertures ordinaires, portes et fenêtres ; les premières permettant un courant de dehors en dedans à la partie inférieure de la pièce ; les secondes établissant le courant de dedans en dehors dans les parties supérieures.

2° Par les cheminées ou foyers de chauffage quand ils sont convenablement disposés et ont un bon tirage.

Bien que beaucoup moins actifs, l'appel et le renouvellement d'air par la cheminée se font même quand il n'y a pas de feu.

3° Par les murs et parois de l'habitation, toujours construits en matériaux perméables, briques, calcaire ou bois, dont les porosités laissent passer l'air extérieur.

D'ailleurs, pour les chambres, logements, dortoirs, salles, ateliers, etc., où il peut y avoir agglomération de personnes, les dimensions et la ventilation doivent être calculées de manière à ce qu'un volume d'air déterminé soit attribué à chaque individu ; c'est ce qu'en hygiène on appelle le *cubage d'air* ou *cubage de place*.

Les hygiénistes ont fixé à 40 mètres cubes la quantité minima d'air pur qui doit être fournie par heure et par homme et il est admis, relativement aux dimensions d'un logement, que ces dimensions doivent être telles que chaque individu puisse disposer pour lui d'un espace minimum de 15 mètres cubes.

La salubrité d'un appartement pouvant être compromise par les appareils de chauffage, je crois bon de vous donner quelques renseignements à ce sujet.

De l'avis de tous les hygiénistes, les cheminées sont les systèmes de chauffage les plus recommandables. Les cheminées ne modifient pas l'air intérieur des pièces et concourent efficacement à la ventilation; les seuls reproches qu'on puisse leur adresser, c'est de répartir inégalement la chaleur, de ne permettre l'utilisation que d'une partie du calorique produit par la combustion et, par suite, de coûter un peu cher.

Les poêles sont des appareils à bon rendement comme chaleur, d'autant plus qu'en allongeant les tuyaux on peut facilement augmenter la surface de chauffe. Les meilleurs sont les poêles en faïence ou en terre, qui s'échauffent lentement mais conservent longtemps leur chaleur; ils n'exposent pas aux dangers des poêles en tôle ou en fonte. Ces derniers s'échauffent très vite, ils dégagent baucoup de chaleur, mais ils dessèchent l'atmosphère et lui communiquent une mauvaise odeur; de plus, ils peuvent dégager de l'oxyde de carbone, gaz extrêmement délétère et asphyxiant.

Je ne vous citerai les poêles mobiles que pour vous recommander de ne jamais en user, car, quelles que soient les précautions que l'on prenne, ils sont extrêmement dangereux.

J'en dirai autant des poêles à pétrole qui réalisent le système de chauffage le plus antihygiénique qu'il soit possible de rêver.

Chauffage et éclairage se touchent un peu, j'en profite pour vous dire qu'à défaut d'électricité, les bougies et les lampes à huiles sont les meilleurs modes d'éclairage que l'on puisse adopter. Le gaz vicie l'air de l'appartement en y déversant les produits de sa combustion ; de plus, il produit beaucoup de chaleur et fatigue la vue. Quant au pétrole, il a tous les inconvénients du gaz et convient encore moins que celui-ci pour l'éclairage des habitations privées.

Il est, à propos de chauffage, une question qui se pose souvent : Quelle est la meilleure température pour un local habité?

Ceci dépend du local et de l'état de ceux qui l'occupent. — La température de 16° paraît être celle qui convient aux pièces où l'on reste immobile : salle à manger, bureau, salle de couture, magasin, salon, cabinet de travail, etc., tandis qu'il suffit de 10° dans les pièces où l'on s'agite et dépense du mouvement, tel qu'un atelier, par exemple.

Pour les chambres à coucher, le mieux est de ne jamais les chauffer, sauf par les trop grands froids ou quand le temps est humide ; on se contentera alors, en dehors des nuits, pour le coucher, le lever et les moments consacrés à la toilette, d'obtenir une température d'environ 12°. La température de 16 ou 18 degrés au plus est celle que l'on recommande communément pour les chambres de malades.

D'une manière générale il ne faut jamais trop chauffer les appartements, car on risque beaucoup moins dans une pièce fraîche que dans une pièce trop chaude. L'homme résiste très bien aux températures inférieures, tandis qu'il est beaucoup plus sensible aux refroidissements, aux rhumes et aux *congestions*, quand il vit dans une atmosphère trop chaude.

Vous savez combien peu l'on chauffe au sanatorium et quelle remarquable résistance on y acquiert aux influences extérieures.

Je ne reviens pas sur ce que je vous ai si souvent répété, relativement à la préférence qu'il faut donner à une habitation à la campagne ou en banlieue; j'ajouterai seulement qu'en toutes circonstances on évitera le voisinage des centres industriels, des usines, des charbonnages, des fabriques de produits chimiques, des abattoirs, etc.; on choisira une maison construite avec caves et sous-sols, ayant une cour large et bien aérée; pourvue de cabinets d'aisance propres, ne dégageant aucune odeur et aménagés selon les règles de l'hygiène.

Ainsi devra être la maison salubre.

Quant à la chambre que vous devrez occuper, en plus des conditions d'orientation, d'éclairage, d'aération et de chauffage, il faudra adopter un aménagement simple et facile à entretenir au point de vue de la propreté.

Le lit, en fer ou en cuivre, garni non d'une paillasse mais d'un sommier et de matelas en crin et laine, sera placé dans un point de la chambre où l'air et la lumière pourront abondamment arriver. Par conséquent, pas d'alcôve, pas de renfoncement, pas de rideaux ni de tentures; si le lit est adossé à un mur, il faut, autant que possible, que l'individu étant couché sur le côté droit, regarde le bord opposé au mur.

Les couvertures doivent être légères mais bien isolantes; les tissus de laine sont ceux auxquels je donne la préférence, car je les trouve de beaucoup préférables aux couvertures piquées et capitonnées, surtout aux édredons dont je ne saurais trop déconseiller l'emploi, à moins qu'on ne se contente de les maintenir seulement vers les pieds.

Chaque matin, aussitôt après le lever, le lit doit être découvert ou défait complètement; ce n'est qu'après avoir aéré largement matelas, draps, couvertures et traversins que le lit sera recouvert et refait.

Je passe à l'hygiène de l'habillement, que vous ne serez pas surpris de m'entendre développer avec quelques détails, car si l'habillement a pour rôle essentiel de protéger le corps contre les variations de température, contre l'humidité et contre les chocs extérieurs, il peut, par certaines défectuosités, compromettre la conservation de la santé.

Tout en protégeant le corps contre la température extérieure, un bon vêtement doit être *perméable*, c'est-à-dire permettre la circulation de l'air autour de la peau; il ne doit apporter ni constriction ni gêne au libre fonctionnement des organes.

Le tissu de laine est celui qui protège le mieux contre les variations de la température extérieure, car c'est celui qui absorbe le moins de chaleur quand il est froid et qui en perd le moins quand il est chaud; après viennent les tissus de coton, puis les tissus de lin ou toile.

Au point de vue de l'absorption des liquides, c'est encore la laine qui tient le premier rang, car elle les prend et les rend lentement, la toile les absorbe assez vite mais les rejette de même, le coton a des propriétés intermédiaires et se place entre les deux.

Il est très utile cependant de faire remarquer que ce ne sont pas seulement la nature et la qualité du tissu qui ont le plus d'influence sur la déperdition ou la conservation de la chaleur, mais la structure de l'étoffe, son épaisseur et *la couche d'air* plus ou moins importante qu'elle retient dans ses mailles.

L'air est très mauvais conducteur du calorique, aussi, qu'elle soit en laine ou en coton, plus une étoffe en renferme dans sa trame, plus ses mailles sont lâches, mieux elle protège contre le froid. Un vêtement fin et collant est toujours plus froid qu'un vêtement ample mais bien fermé.

D'après ces principes, le vêtement de dessous, à mettre sur la peau, doit être, pour l'hiver, *un tricot de coton à côtes*, dont les mailles très lâches, renferment beaucoup d'air; pour l'été, un tricot un peu plus léger, ou un simple filet de même tissu.

Quant à la flanelle, dont l'usage est si commun, cette première enveloppe que l'on vous fait endosser, à l'occasion du moindre rhume, avec recommandation de ne jamais la quitter; ce vêtement panacé, au moyen duquel on croit se blinder la poitrine contre toute avarie, est le plus déplorable des vêtements à mettre sur la peau.

La flanelle est un tissu de laine préparé d'une manière spéciale, généralement mince et à mailles serrées, dont le contact sur la peau est très doux et le pouvoir isolant considérable; ce tissu absorbe la sueur comme une sorte d'éponge et s'en imprègne, retenant dans ses pores les matières organiques toxiques qui s'échappent du tégument. Au contact de la flanelle, la peau perd sa résistance, elle s'affaiblit peu à peu, s'amincit et se décolore; les glandes qui sécrètent la sueur seules conservent toute leur activité fonctionnelle; de telle sorte que l'individu, amolli par la flanelle, a des défenses cutanées très imparfaites, transpire facilement, règle assez mal sa température, manifeste généralement une impressionnabilité excessive aux variations atmosphériques, en résumé, est un délicat qui, pour éviter les rhumes, a suffisamment amoindri sa résistance pour s'enrhumer, au contraire, à la moindre occasion.

Faut-il donc condamner absolument l'usage de la flanelle? Je ne le crois pas; il existe des circonstances où elle rend des services et doit être endossée *momentanément*.

Dans tous les cas où l'on se propose de faire une marche un peu longue, un exercice physique pouvant s'accompagner de suées abondantes, (excursion, chasse, bicyclette, etc.); dans le cas d'un travail manuel pénible; dans le cas où, par le fait d'un état maladif, il y a transpiration anormale, la flanelle peut être conseillée; mais alors, aussitôt la suée passée, l'exercice achevé, il faut la quitter et reprendre le vêtement de coton. On ne doit jamais garder sur la peau une flanelle surchargée de sueur et de matières organiques, pas plus d'ailleurs que tout autre vêtement mouillé de transpiration.

Chez les débiles, les malingres, les malades à jamais condamnés à rester des malades ou des faibles, chez les vieillards et les individus usés, la douce flanelle convient probablement encore mieux que tout autre tissu; mais aux enfants bien constitués, aux adultes bien portants, aux sujets robustes, à tous ceux qui, dans une résistance physique naturelle ou *acquise*, doivent trouver leur meilleure défense contre la maladie, la débilitante flanelle sera toujours défendue.

La chemise, autre partie importante du linge de corps, est généralement en calicot, tissu de coton qui est incontestablement préférable à la toile, mais, dans toutes ses parties ou pièces annexes, elle doit être faite de manière à n'apporter aucune entrave à la libre expansion des mouvements et des gestes. Or, rien n'est plus nuisible à cette liberté nécessaire, surtout pour la respiration, que les chemises raides, empesées, comme en bois, surmontées de cols ou de faux-cols hauts, rigides, qui enserrent le cou comme un véritable carcan.

Une autre variété d'instrument de torture, que nous trouvons du côté des dames, est le corset, dont les inconvénients ont leur unique cause dans l'abus que les femmes coquettes en font pour se serrer et se réduire la taille. Le corset mal fait, trop serré, est toujours condamnable; avec tous les hygiénistes, nous le disons très haut; il porte plus ou moins entrave à la respiration et doit être abandonné pendant une cure de tuberculose. Mais, cependant, le corset n'a pas que des inconvénients. Quand il est bien ajusté, très peu serré et porté par une femme complètement formée, il vient en aide aux muscles qui maintiennent le buste droit, il soutient le ventre et s'oppose au déplacement des organes profonds. Les jeunes filles ne devraient pas se corseter, ou passagèrement et le plus tard possible.

Quant aux autres parties du vêtement : pantalons, gilet, habit, etc., il est assez difficile de poser des principes d'hygiène relativement à leur confection qui non seulement varie suivant la fortune, la position sociale et la profession, mais suivant la mode, les mœurs, le climat, etc. Pourtant la même règle générale, énoncée plus haut, doit être observée quant à leur adaption au corps.

Le vêtement hygiénique sera plutôt ample, souple et ne comportera aucune constriction capable d'entraver le fonctionnement des organes ou de causer la moindre déformation.

Le pantalon, notamment, sera supporté par des bretelles et jamais serré au-dessus des hanches ou maintenu par une ceinture. La ceinture comprime le ventre, gêne l'estomac et les organes de la digestion, favorise la constipation, apporte obstacle à la respiration diaphragmatique, très importante chez certains individus.

La flanelle que je vous déconseille absolument comme premier vêtement à mettre sur la peau, est excellente comme costume. Été comme hiver, par les chaleurs les plus intenses comme par les froids les plus vifs, elle représente le meilleur tissu pour habits, car, je vous l'ai déjà dit, en plus de sa légèreté, c'est le tissu qui absorbe le moins de chaleur quand il est froid et qui en perd le moins aussi quand il est chaud; l'usage qu'en font les Orientaux arrive à l'appui de ce fait.

Vous n'ignorez pas probablement que la couleur d'un vêtement peut modifier son pouvoir protecteur contre la chaleur ou le froid. Le blanc est la couleur qui absorbe le moins de chaleur, c'est celle qui convient en été dans les pays chauds ; par contre, le noir a des qualités diamétralement opposées.

Le bas et la chaussette, intermédiaires indispensables entre le pied et la chaussure, se portent en laine, en coton ou en fil ; si la laine est plus douce et convient mieux pour la marche, le coton est recommandé comme moins irritant et parce qu'il s'imprègne moins facilement des sécrétions grasses, parfois si abondantes, des extrémités. En hiver, cependant, la laine convient mieux, car elle protège plus efficacement contre le froid.

Pour fixer bas et chaussettes on devrait abandonner les jarretières, qui, au-dessus comme au-dessous du genou, peuvent déformer la jambe et provoquer des accidents, par gêne circulatoire. Les lanières élastiques, appelées jarretelles, qui se fixent à la ceinture, sont les meilleurs procédés de fixation des bas.

Que vous dirai-je des chaussures, sinon qu'elles doivent être ni trop larges ni étroites, mais s'adapter exactement au pied, lequel doit s'y trouver à l'aise sans pression ni frottement.

Enfin, passant à l'extrémité opposée, on recommande, pour la tête, des coiffures légères, ne serrant pas ; perméables à l'air ou pourvues de petits orifices de ventilation qui permettent sans cesse l'évaporation de la sueur, dont le contact trop prolongé a été accusé de favoriser la calvitie.

Les cheveux ont besoin d'air et doivent être tenus très proprement, mais, pour cela, en dehors de quelques lavages bien faits, il est inutile sinon nuisible d'abuser des lotions ou frictions à l'alcool, dont l'inconvénient est d'enlever la matière grasse indispensable à la souplesse du cheveu.

Je me propose, maintenant, de vous entretenir des influences extérieures capables d'agir sur l'organisme et dont les effets doivent vous être connus, pour vous défendre contre eux quand ils peuvent troubler la santé.

Comme complément à ce que je vous ai appris, sur les avantages de l'installation à la campagne ou dans la banlieue des villes, j'ajouterai qu'il faut éviter les endroits réputés malsains à cause de leur situation, de la nature du terrain ou du régime des eaux.

Les sommets et les pentes des montagnes et des collines sont généralement salubres ; les plaines, au contraire, quand elles sont basses, encaissées, sont moins recommandables, à cause de la facilité avec laquelle les eaux y stagnent, en surface ou en profondeur, formant parfois des marécages où se produisent des fermentations organiques, sources, également, de maladies infectieuses. Un sol où domine le granit, le grès, le gravier ou le sable ne retient pas l'eau; il ne forme ni marécage ni foyer de décomposition organique, il est salubre par conséquent mais un peu trop sec. Un sol calcaire est considéré comme préférable, tandis qu'au contraire les terrains argileux, qui absorbent l'eau et la retiennent, sont humides et souvent dangereux, par les fermentations qui peuvent s'y établir.

La végétation et la culture intensives sont d'excellents facteurs de l'assainissement des terrains.

Les influences de milieu dépendant de l'atmosphère sont extrêmement importantes et nous retiendront quelques instants.

L'élément fondamental de l'atmosphère est le fluide gazeux, invisible, pesant qu'on nomme air atmosphérique, dont les composants normaux, essentiels, sont l'oxygène 21 volumes et l'azote 79 volumes. L'oxygène est le gaz de la respiration

par excellence, c'est lui que nos poumons retiennent et dont la diminution ou l'absence dans l'air
ne peut se concevoir sans que la vie des êtres
vivants soit sérieusement compromise ou impossible.

Le volume de l'oxygène dans l'air est plus
grand par un temps sec que par un temps humide,
à la campagne que dans les villes, dans les
endroits où la végétation est abondante que dans
les lieux arides.

L'air renferme encore des petites quantités
d'acide carbonique, dont la présence ne peut être
nuisible que quand la proportion atteint 1 p. 1000.

La vapeur d'eau est aussi un élément important, dont la proportion dans l'air est extrêmement variable et dépend, d'une part, de la nature
de la contrée ou du lieu, d'autre part, de la température.

Dans les endroits secs, privés d'eau, la quantité
de vapeur d'eau contenue dans l'air est faible.
Par contre, au contact d'une nappe liquide, l'air
se sature de vapeur d'eau et en renferme le maximum qu'il peut contenir, à la température du
milieu. Sur le littoral, au voisinage des mers, des
lacs et des cours d'eau, l'air est très humide,
mais cette humidité suit toujours une marche

inverse de la température moyenne de l'endroit, c'est-à-dire qu'à une élévation de température correspond une diminution d'humidité, et inversement.

Les vents ont une influence notable sur l'humidité de l'air, par les mouvements atmosphériques et les déplacements qu'ils provoquent.

Enfin, l'humidité est plus grande dans les parties basses, au voisinage des montagnes et des forêts, que sur les collines et dans les régions élevées.

Au point de vue de la santé, vous retiendrez que l'humidité de l'air comme de l'habitation est toujours préjudiciable, par la gêne qu'elle apporte à la respiration et à l'évaporation de vapeur d'eau qui se font normalement par le poumon et par la peau, car il est facile de comprendre que, dans un air humide ou presque saturé, cette évaporation est très difficile.

L'air sec, chaud ou froid, est toujours salubre, mais s'il me fallait donner une préférence, pour les maladies de poitrine, je l'accorderais, sans hésiter, à l'air sec et froid.

Je ne vous parlerai de la température de l'atmosphère que pour vous mettre en garde contre les influences des brusques variations ou transitions qui peuvent avoir sur l'organisme les plus fâcheux effets, en produisant, par exemple, des congestions. Il faut, par conséquent, éviter de passer trop rapidement d'un air chaud dans un air froid, ou inversement, et le mieux, pour éviter toute surprise, est de s'arranger pour vivre dans un milieu de température moyenne. Il est donc nuisible, en hiver, de trop se chauffer ou de se tenir au voisinage des appareils de chauffage, car si, sortant de là, même en se couvrant, on respire de l'air glacé ou frais, on s'expose à des accidents congestifs.

La pression atmosphérique, qui, comme vous le savez probablement, est la pression qu'exerce, dans tous les sens, la couche d'air pesant, au milieu de laquelle nous vivons, se mesure par les instruments appelés *baromètres*. Dans les conditions normales, au niveau de la mer, cette pression équivaut au poids d'une colonne de mercure de 760 millimètres de hauteur, ce qui, pour un centimètre carré de surface représente 1 033 grammes.

Vous n'ignorez pas que, suivant certaines conditions, la pression barométrique subit, dans un même lieu, de fréquentes variations en plus ou en moins; c'est ce que l'on traduit en disant simplement que le baromètre monte ou descend. Ces

variations locales n'ont généralement pas une
influence appréciable sur la santé, cependant,
dans les cas de dépression un peu importantes,
certains organismes éprouvent une sensation de
malaise particulière et, chez les tuberculeux en
particulier, il arrive qu'une chute plus ou moins
rapide du baromètre, comme on l'observe à l'approche d'un changement de temps ou d'un orage,
se traduit par des troubles de la respiration, de la
circulation et de la température du corps.

Quand on change de région, notamment quand
on passe d'une région basse à une altitude, la
pression barométrique change; elle diminue de
1 centimètre environ par 105 mètres d'élévation.

La pression est donc plus basse sur les montagnes où, par conséquent, on respire un air plus
raréfié; mais cette modification, si l'on ne dépasse
pas 1 000 à 2 000 mètres, ne présente pas le moindre
inconvénient. Ce n'est qu'aux altitudes supérieures, surtout quand l'ascension se fait sans
transition, que l'homme éprouve les symptômes
de ce que l'on appelle le « *mal de montagne* », « mal
des aéronautes ».

Habituellement, le séjour dans les lieux de
moyenne altitude facilite la respiration et la cir-

culation, augmente le nombre des globules
rouges du sang ainsi que la proportion d'hémoglobine et de fer contenue dans ces globules. De
plus, l'air de la montagne est sédatif, très favorable aux fonctions digestives, de telle sorte que,
quand c'est possible et quand il n'y a pas d'autres
contre indications, on peut recommander avantageusement le séjour à la montagne aux anémiés
et à ceux qui souffrent de troubles respiratoires.

Je ne vous parle pas de l'influence de l'air comprimé, c'est-à-dire dont la pression dépasse une
atmosphère, car ça nous entraînerait hors des
limites que je me suis imposées pour ces quelques
notions d'hygiène pratique.

DIXIÈME CAUSERIE

Hygiène du milieu. — Les brouillards et la pluie. — Les
vents et les courants d'air. — Le soleil et la lumière.
Atmosphères industrielles et professions insalubres.
Hygiène de l'alimentation normale; les régimes alimentaires. — Les aliments et les repas de l'homme en
santé.
Les boissons et comment il faut boire. — De l'eau considérée comme boisson de choix. — Caractères et qualités de l'eau potable. — Origine et purification des
eaux d'alimentation. — Avantages de l'eau comme
boisson exclusive.
Les boissons fermentées : vin, bière et cidre. — Avantages et inconvénients qu'on peut reconnaître à l'usage
des boissons fermentées.
L'alcool-aliment. — Les buveurs de liquides alcooliques
et les abstinents. — Le café et le thé. — Boissons alimentaires.

Je n'ai plus que quelques renseignements à
vous donner, touchant certaines influences extérieures dépendant de l'atmosphère et du milieu.

Les brumes et brouillards qui parfois emplis-
sent l'atmosphère ont, généralement, assez mauvaise réputation et, en fait, leur action sur la santé

peut être fâcheuse s'ils sont trop épais, trop fréquents et si l'on ne prend pas de précautions. Non
seulement ils peuvent gêner la respiration par la
quantité de vapeur d'eau qu'ils introduisent dans
les poumons, mais ils favorisent l'adhérence des
germes aux muqueuses des premières voies et
aident ainsi à leur absorption. Les brouillards
sont donc surtout dangereux quand on les respire
avec un air impur, chargé de poussières ou de
germes, mais, dans la libre campagne, ils n'ont
que l'inconvénient de l'humidité excessive et
pénétrante. Dans un air chargé de brouillard, il
faut éviter la respiration par la bouche, l'immobi-
lité et les séjours trop prolongés à l'extérieur,
particulièrement dans la matinée et dans la soirée.

Par les temps de pluie, particulièrement après
une bonne pluie, l'air est purifié des germes et
particules solides qui ont été entraînés par l'eau,
mais il y a lieu de se méfier, alors, de l'humidité
et spécialement de l'humidité du sol.

Les vents, dont on doit éviter les actions directes et qui sont souvent si pénibles pour les individus qui souffrent de la poitrine, ont, en effet, une
influence physique immédiate sur l'homme.

C'est grâce à eux que l'air reste d'une composition à peu près fixe, car ils renouvellent les cou-

ches atmosphériques, déplacent et entraînent les particules étrangères ainsi que la vapeur d'eau.

Mais ils sont dangereux, quand, venant d'une région contaminée, ils transportent d'un point à un autre des germes de maladie; ils faut redouter leurs effets quand, en même temps, la température extérieure est très basse.

Les mouvements d'air sont donc utiles à une bonne aération mais on doit cependant éviter de rester immobile à un *courant d'air* qui, par refroidissement local, peut déterminer des effets fâcheux sur les organes frappés.

Le soleil et la lumière sont des agents purificateurs très efficaces qui, partout, doivent pénétrer abondamment; mais, tout en proclamant l'action bienfaisante des rayonnements solaires, dans la destruction des microbes, je ne dois pas négliger de vous rappeler que l'organisme ne supporte pas sans danger une exposition directe au soleil.

Le coup d'insolation, qui se réduit à un effet irritant sur la peau, est sans grande importance, mais il peut être plus grave par les phénomènes congestifs qu'il détermine souvent. Par conséquent, surtout quand on est malade, on ne doit jamais rester au grand soleil, et encore moins s'y exposer sans un large chapeau de paille ou sans une ombrelle.

Les localités, habitations ou professions qui font vivre et respirer dans un air chargé de vapeurs ou poussières industrielles doivent être considérées comme éminemment insalubres et des plus nuisibles pour les sujets atteints ou suspects de tuberculose pulmonaire ; il est même certain, comme l'ont prouvé les travaux de Hirt, que la phtisie pulmonaire présente une fréquence oute particulière chez les ouvriers et ouvrières des industries à poussières.

Voici un tableau intéressant, établi par Bertillon, qui, dans une certaine mesure, vous fixera sur l'insalubrité de certaines professions.

1° Professions exposant l'homme aux intempéries, tout en le contraignant au repos : cochers, médecins de campagne. Ce sont les plus malsaines de toutes.

2° Professions exposant l'homme aux intempéries, sans le contraindre au repos : agriculteurs, jardiniers, bûcherons, forestiers ; très salubres.

3° Professions exposant l'homme à respirer des poussières dures, mais à l'air libre : tailleurs de pierres, carriers ; mortalité très élevée.

4° Professions exposant l'homme à respirer des poussière dans l'air confiné : mineurs, machinistes, serruriers, brossiers, tanneurs, coiffeurs, meuniers, boulangers, filateurs ; mortalité élevée pour les poussières dures, plus faible pour les poussières molles.

5° Professions exposant l'homme à une chaleur exagérée, à la fumée : forgerons, chauffeurs, ouvriers d'usine, verriers ; mortalité moyenne, sauf pour les verriers.

6° Professions exposant à absorber des substances nuisibles : industrie du plomb, du mercure, du phosphore, peintres; mortalité considérable.

7° Professions exposant à la tentation de l'alcool : marchands de vin, hôteliers, garçons de café; mortalité très élevée.

Sans entrer dans les détails d'une énumération fastidieuse, je désire simplement que vous reteniez cette unique formule, c'est que toute profession ou industrie qui entraîne à respirer dans une atmosphère viciée par des gaz, des vapeurs et des poussières quelconques, métalliques, minérales, végétales, etc., est dangereuse et doit être évitée.

De même, enfin, on considérera comme anti-hygiéniques les métiers qui obligent au travail de nuit, qui entraînent à se coucher tard ou à supporter des chaleurs excessives, avec ou sans transitions brusques de température.

Dans une causerie antérieure, je vous ai entretenu de l'alimentation du tuberculeux; je me propose, maintenant, de compléter vos notions d'hygiène par l'exposé très sommaire de quelques points se rapportant à l'alimentation normale.

De par ses caractères anatomiques et physiologiques, l'homme étant *omnivore*, son alimentation normale doit être *mixte*, c'est-à-dire comprendre des substances animales, végétales, des matières azotées, grasses, sucrées et minérales. Sans entrer dans la discussion de la doctrine des végétariens, je pense, comme beaucoup d'hygiénistes, qu'un régime exclusivement végétal est insuffisant et doit être complété par des aliments carnés. Réciproquement, un régime exclusivement animal est défectueux, tout aussi bien qu'une nourriture exclusivement composée de sucre, de graisse ou de matières azotées.

L'alimentation mixte, avec prédominance d'aliments végétaux, est la première condition d'une bonne digestion et d'une bonne nutrition ; mais elle doit être également aussi variée que possible, car on a plus de bénéfice à varier un régime qu'à y ajouter, chaque jour et systématiquement, tel ou tel aliment que l'on croit idéalement bon, tels que de la viande crue ou des œufs crus, dont on se gave sans raisons et au détriment de l'estomac.

En insistant sur la variété du régime, je ne songe pas le moins du monde à recommander la recherche dans la préparation culinaire. La cuisine la plus simple, avec le minimum de sauce et d'assaisonnement, est la plus saine de toutes.

La cuisson augmente la valeur nutritive des

aliments et les rend plus assimilables ; elle est nécessaire pour les viandes, qui peuvent être mangées bouillies, braisées, nature ou avec addition de légumes, frites ou rôties. Les aliments végétaux cuits sont presque toujours ingérés chauds ; les viandes, chaudes ou froides. En principe les repas chauds sont plus hygiéniques que les repas froids.

Dans notre climat et dans les conditions ordinaires de la vie, le nombre quotidien des repas est généralement de trois, comprenant : le petit déjeuner du matin, le repas de midi et le repas du soir. Les individus qui travaillent ajoutent une collation, vers quatre heures après-midi, ce qui est une excellente habitude. Le repas le plus profitable, au point de vue de l'entretien de l'organisme, est celui du milieu du jour ; c'est, pour la généralité des individus et avec raison, le principal repas, le gros repas de la journée. Il est mieux, dans les conditions ordinaires, de manger peu le soir.

Une chose importante est la grande régularité dans le nombre et les heures du repas. Il est incontestable que, chez l'individu qui mange à des heures fixes, l'appétit est plus soutenu, plus uniforme, les digestions et la nutrition meilleures

que chez celui qui mange à toute heure et sans
régularité. On devrait pouvoir régler ses fonctions digestives comme automatiquement, aussi
bien pour prendre des aliments que pour aller à
la selle, car, pour cette dernière fonction en particulier, il n'est pas douteux qu'elle s'exécute bien
mieux chez celui qui se présente aux closets à
heure fixe que chez celui qui attend le besoin
impérieux de la défécation.

Pour prévenir la dyspepsie, les troubles digestifs, la constipation, etc., il faut donc d'abord
beaucoup de régularité dans l'alimentation ; il faut
aussi mâcher lentement et très complètement les
aliments. Manger vite et avaler des aliments
incomplètement mâchés est une habitude des plus
funestes, qui, non seulement impose à l'estomac
un travail supplémentaire, puisque les substances
qu'il doit digérer sont mal préparées, mais l'habitue à une sécrétion brusque et le surcharge tout
d'un coup, favorisant ainsi sa dilatation.

Quant à la composition et à l'importance des
repas, il m'est difficile d'entrer dans des détails
qui nous entraîneraient bien au delà des limites
de ces causeries, car il est des circonstances
variées qui sont capables de modifier beaucoup
l'alimentation à ces points de vue.

Par exemple, quand il fait chaud, on mange moins que quand il fait froid; une température basse exige plus de graisse et de viande qu'une température élevée. Quand on travaille et dépense de l'énergie, sous quelque forme que ce soit, on a besoin d'une alimentation plus intensive que quand on mène une vie oisive, car, à la ration d'entretien, doit alors s'ajouter la ration de travail.

Mais, indépendamment des circonstances dans lesquelles, pour cause de maladie par exemple, on cherche systématiquement à relever la nutrition, il est important de ne pas trop manger, car l'alimentation excessive entraîne l'obésité et des troubles de nutrition multiples, parfois fort désagréables.

En se basant sur des calculs, assez approximatifs, voici comment Richet et Lapicque ont fixé la ration alimentaire d'un Parisien adulte qui travaille :

Pain	550	grammes.
Viande	280	—
Légumes et fruits	600	—
Lait	125	—
OEufs	35	—
Légumes secs	30	—
Féculents	100	—
Fromage	26	—
Beurre et huile	40	—
Sucre	45	—

Une excellente habitude est d'absorber un peu de bouillon, maigre ou gras, au commencement de chaque principal repas. Le bouillon est une boisson par son eau et un aliment par les principes nutritifs qu'il tient en dissolution ou en suspension; c'est un excellent digestif, qui prépare admirablement le travail de l'estomac, favorise les sécrétions digestives et facilite les absorptions intestinales. C'est le meilleur et le plus sain des apéritifs, en même temps qu'un bon dépuratif, à cause de l'eau qu'il introduit dans le corps, sous une forme toujours inoffensive. Quant à l'ordre et à la succession des mets, pendant le repas, on admet généralement qu'il vaut mieux commencer par les aliments les plus lourds, pour terminer par les plus légers et les plus digestifs.

La question des boissons va, maintenant, nous occuper, d'abord, quant à leur quantité pendant le repas, ensuite quant à leur choix et à leur qualité.

Quoi qu'en disent certains hygiénistes, je suis de ceux qui pensent que l'on doit boire en mangeant, modérément, c'est possible, mais suffisamment pour que la gêne de la mastication et la satiété ne viennent pas entraver la marche normale du repas.

En règle générale, il faut : 1° A part l'ingestion de bouillon, boire le moins possible au début du repas; 2° boire, chaque fois, par petites quantités, quelques gorgées, par exemple, auxquelles on peut revenir plus souvent. En somme on doit boire peu à la fois, mais souvent, en laissant les absorptions plus copieuses pour la fin du repas ou immédiatement après.

Les boissons les plus communément employées, dans l'alimentation de l'homme, peuvent être divisées comme suit :

1° Eau;

2° Boissons fermentées : vin, bière, cidre et poiré;

3° Infusions ou décoctions : thé, café, tisanes, etc.;

4° Boissons alimentaires : lait, chocolat;

5° Boissons distillées : alcool, boissons alcooliques ou spiritueuses, liqueurs.

Nous ne parlerons de ces dernières qu'à propos de l'alcoolisme, car je me refuse à les classer dans la série des boissons alimentaires.

L'*eau* est la boisson la plus naturelle, c'est la boisson fondamentale par excellence, la seule indispensable et utile à l'organisme, pour maintenir l'intégrité de ses fonctions.

En effet, le corps de l'homme contient environ

62 p. 100 d'eau et, chaque jour, par des voies différentes, il en perd plus de 2 litres 1/2.

Vous comprenez immédiatement l'importance de ce liquide et la nécessité de compenser les pertes par l'eau contenue dans nos aliments et par celle que nous buvons, soit pure soit, mélangée à d'autres substances.

L'eau destinée à être consommée comme boisson est désignée par le terme d'*eau potable*; on admet qu'elle doit être irréprochable et posséder les qualités suivantes : être limpide, inodore, fraîche, de saveur sensible et agréable, aérée; renfermer une petite quantité de matières minérales et aussi peu que possible de matières organiques.

La fraîcheur (4° à 10°) est une qualité indispensable à l'eau; elle excite l'appétit et facilite la digestion; par contre, l'eau trop froide (0° à 4°) expose aux crampes d'estomac et aux coliques.

Une eau potable doit être aérée, c'est-à-dire contenir une certaine quantité de gaz (20 à 40 centimètres cubes par litre); elle doit aussi avoir une proportion de matières minérales (sels de chaux, chlorures, sulfate, silice, etc.), oscillant entre 0 gr. 05 et 0 gr. 50 par litre. Au-dessous de 0 gr. 01 par litre, la minéralisation de l'eau est insuffisante ; au-dessus elle est excessive, l'eau devient lourde et indigeste.

Les eaux de source sont celles auxquelles on doit toujours donner la préférence, quand on s'est assuré de leur teneur en sels et de leur pureté. Les eaux de puits sont moins recommandables parce qu'elles sont souvent souillées par des infiltrations de voisinage. Les eaux de fleuves et de rivières ne doivent pas être utilisées sans filtration préalable ou ébullition. Les eaux de pluies et de citerne n'ont aucune des qualités d'une eau alimentaire et ne doivent être utilisées que dans le cas où il est impossible de mieux faire. Les eaux des lacs sont généralement de bonne qualité, mais il en est tout autrement des eaux d'étangs, de mares ou de marais, qui, la plupart du temps stagnantes, chargées de matières organiques et d'animalcules de tous genres, ne peuvent être employées qu'après ébullition ou filtration sérieuse.

Quand on n'est pas sûr de la provenance d'une eau, quand, par son origine, par son odeur ou son aspect, il y a lieu de craindre qu'elle renferme des substances toxiques, un excès de matières organiques ou des éléments microbiens, il faut absolument la purifier avant de l'employer pour l'alimentation. Il existe pour cela des filtres

variés qu'il ne m'appartient pas de décrire ici ;
mais à défaut de ces appareils, dont on ne dispose pas toujours, le procédé de purification le
plus simple, le plus sûr et le plus à la portée de
tout le monde, est l'ébullition qui a, de plus,
l'avantage de ne pas modifier ou très peu les qualités de l'eau de boisson.

Contrairement à ce que l'on dit et croit vulgairement, à propos de l'eau bouillie, les analyses
comparatives que j'ai faites autrefois démontrent
que la richesse en sels, particulièrement en sels
de chaux, est toujours suffisante et diffère peu,
dans une eau bouillie, de celle que l'on constate
dans la même eau avant l'ébullition.

Mes analyses démontrent encore que les gaz dis-
sous dans l'eau ne sont jamais tous expulsés par
la simple ébullition, même prolongée ; *il suffit de
laisser refroidir l'eau au contact de l'air, dans un
endroit frais*, pour que la majeure partie des gaz,
chassés par la chaleur, entre de nouveau en dissolution. L'eau bouillie est donc aussi peu modifiée que possible et a conservé toutes les qualités
qui la rendent potable et agréable à boire ; voilà
pourquoi je vous recommande de toujours y avoir
recours, dans les cas où il y a lieu de redouter
une contagion quelconque par l'eau d'alimentation.

J'ai insisté beaucoup sur les qualités de l'eau potable, parce que nous devons la considérer comme la *boisson fondamentale*. En dépit des plaisanteries que l'on adresse aux buveurs d'eau, nous persistons à croire qu'ils sont dans le vrai et que leurs fonctions digestives, comme leur santé, se trouveront toujours très bien du régime de boisson qu'ils ont adopté, à l'exclusion des liquides fermentés et de l'alcool. L'eau respecte l'estomac, ne l'irrite jamais et, contrairement à ce que l'on croit, ne produit pas la dilatation de cet organe. Après avoir été absorbée, elle facilite les échanges nutritifs et stimule toutes les sécrétions, jouant ainsi le rôle de dépuratif et de laveur du sang. Son action locale rafraîchissante, surtout quand on la prend en petite quantité entre les repas, est des plus remarquables; un verre d'eau fraîche, le matin au lever, est le meilleur moyen de débarrasser l'estomac et de provoquer l'évacuation intestinale.

Les reproches qui sont adressés à l'usage de l'eau et les accidents qu'on lui a imputés doivent être mis sur le compte d'abus ou d'imprudences, car l'absorption de l'eau, dans les seules limites et conditions nécessaires à l'alimentation, n'a jamais été nuisible.

Je ne saurais donc trop insister sur les avantages que chacun trouverait à devenir habituellement buveur d'eau, en tolérant simplement, pour ceux qui désirent relever un peu le goût de certaines eaux, l'addition de faibles quantités de vin ou de bière.

De l'eau pure ou de l'eau très légèrement coupée de vin, telle est, par conséquent, la boisson que je vous recommande comme la meilleure et la plus apte à conserver intactes les fonctions digestives et la santé.

J'arrive aux boissons fermentées, dont les plus couramment employées sont : le vin, la bière et le cidre; mais, avant de vous en parler, afin que vous soyez bien convaincus de la valeur des arguments qui vont suivre, je tiens à vous prévenir que je les ai puisés aux meilleures sources. Ce n'est donc pas seulement mon opinion personnelle que je vais vous exprimer, mais celle de maîtres et de savants très autorisés en la matière, auxquels vous pouvez avoir entière confiance; de telle sorte que, après m'avoir entendu et compris, vous vous efforcerez de suivre et de vulgariser les excellents principes que nous allons vous donner.

D'ailleurs je m'empresse de déclarer que, pour

tout ce qui se rapporte aux liquides alcooliques, boissons fermentées, distillées, etc., comme pour ma prochaine causerie sur l'alcoolisme, je vais faire de très larges emprunts aux récents et remarquables ouvrages des docteurs Triboulet, Mathieu et Mignot sur l'*Alcoolisme* et aux leçons de mon excellent collègue, le docteur L. Rénon, sur « les maladies populaires ». Ne pouvant mieux dire, je reproduirai souvent textuellement.

Dans le vin, la bière et le cidre, de bonne qualité et naturels, on trouve un certain nombre de subtances jouissant de propriétés nutritives incontestestables ; de plus l'alcool qu'ils renferment en proportion variable, est suffisamment étendu pour n'avoir pas d'actions nuisibles immédiatement appréciables. Cependant, malgré cela, peut-on dire que les boissons fermentées sont réellement utiles à l'organisme? Sont-ce là des liquides nécessaires, indispensables ou indifférents, dans l'alimentation de l'homme, ou bien, s'ils ont quelques avantages, ces avantages ne sont-ils pas contrebalancés par des inconvénients plus grands et plus nuisibles?

Renfermant de la glycérine, des matières grasses, du sucre, des albumines, du tannin, des tartrates et phosphates, des acides, de l'alcool, etc., le *vin* est bien, chimiquement parlant, un aliment. Toutefois, ce qu'il faut se hâter d'ajouter, c'est que le vin, comme les autres boissons fermentées, n'a de raison d'intervenir dans un régime alimentaire qu'à titre de supplément et qu'il n'est en aucune façon indispensable. Beaucoup s'en passent, dont l'activité, la force et la puissance intellectuelle ne le cèdent cependant en rien à celles de buveurs de vin.

D'ailleurs, si le vin et les liquides fermentés renferment des substances nutritives et utiles, ils contiennent aussi de multiples éléments nuisibles, parmi lesquels l'*alcool* n'est pas le moins dangereux. Notez qu'un litre de vin, au titre moyen de 8 à 9 p. 100, renferme de 80 à 90 centimètres cubes d'alcool pur et vous comprendrez que nous considérions comme exposé aux dangers de l'alcoolisme celui qui absorbe, chaque jour, cette quantité de vin.

Mais écoutez ce que nous apprend l'observation exacte des faits :

Dans la bouche, le vin diminue la sécrétion de la salive; il agit de même sur les sécrétions de l'estomac, où sa matière colorante s'unissant au mucus forme une sorte de laque qui tapisse tout l'intérieur de cet organe. De plus, les ferments

digestifs, particulièrement la pepsine, sont préci-
pités par l'alcool et le tannin du vin qui, de cette
façon, devient une cause de mauvaise digestion ;
parfois même, sous l'influence de ferments particuliers qu'il rencontre dans l'estomac, le vin subit
immédiatement une fermentation acide acces-
soire, qui le fait aigrir et exagère son pouvoir
irritant et antidigestif. Ce n'est que dans les cas
où il est pris à dose modérée que le vin peut, par
excitation nerveuse, faciliter les mouvements de
l'estomac et la digestion.

Absorbé pur et avec excès, le vin finit toujours
par irriter les muqueuses ; il provoque à la longue
une véritable gastrite ; le foie aussi est atteint, il
s'hypertrophie, devient cirrhotique ; enfin, par
suite de l'altération des vaisseaux sanguins, certaines congestions locales se produisent, parmi
lesquelles nous citerons, comme faciles à constater, la rougeur du visage et le nez écarlate des
buveurs.

Si, maintenant, vous mettez en balance, d'une
part les quelques avantages accordés au vin,
comme stimulant et tonique alimentaire, d'autre
part, les inconvénients que je viens de vous
signaler, vous estimerez peut-être que les buveurs
d'eau sont les plus sages.

Cependant, il faut bien nous entendre, je ne suis pas un exagéré et je me garderais de vous laisser croire que le vin doit être absolument proscrit de l'alimentation. Je dis simplement qu'il est parfaitement inutile et qu'au point de vue de la digestion et de la conservation de la santé, on a beaucoup plus d'avantage à ne pas en boire.

Je reconnais très bien qu'il est certaines fêtes ou circonstances particulières, dans lesquelles l'absence de bons vins enlèverait beaucoup aux charmes des festins et j'avoue qu'en ces cas (cas exceptionnels), on peut, sans grand inconvénient, se faire une *deuxième vie*, sans oublier la modération que la sagesse recommande d'apporter à ces extras de l'existence.

La *bière* de bonne qualité, celle qui n'a subi aucune préparation en vue de renforcer sa dose d'alcool ou de faciliter son transport, est une boisson saine, nourrissante, excitante de la sécrétion du rein, assez bien supportée par l'estomac, mais poussant à l'obésité. Malheureusement, la bonne bière est l'exception, et presque toujours, celle que l'on trouve dans le commerce est surchargée en alcool, glycérine, mélasse de betteraves et principes amers variés (gentiane, noix vomique,

coque du Levant, acide picrique, infusion de
buis, etc). En plus des inconvénients de l'alcool,
la bière a le désavantage de distendre l'estomac
et de produire à la longue une dépression plus
ou moins marquée de l'aptitude au travail et des
facultés intellectuelles.

Le professeur Pouchet prétend que le bon *cidre*
est une boisson hygiénique dont l'emploi est très
recommandable; cependant, il paraît démontré
d'autre part que le cidre est d'une digestion difficile, favorise la carie dentaire et, de plus, peut
provoquer des maladies d'estomac et la goutte.

En somme, et comme conclusion pratique de
ce que je viens de vous dire, je suis fermement
convaincu qu'il est préférable de ne boire ni vin,
ni bière, ni cidre, mais je pense aussi que l'usage
très modéré de ces boissons ne constitue pas un
péril social, comme le prétendent les proscripteurs
intransigeants.

Dans la lutte salutaire contre l'alcool et les
boissons alcooliques, il faut éviter de dépasser le
but et de tomber dans des exagérations, car il
n'est pas douteux que le seul résultat de ces exagérations serait de compromettre gravement le
succès de nos efforts contre l'alcoolisme.

Ces réserves faites, reconnaissant, comme la

majorité des hygiénistes, que l'alcool est un poison, je ne puis pas accepter l'opinion de ceux qui en font un *aliment*.

Vous vous souvenez sans doute du bruit considérable qui a été fait à propos d'un article publié, en novembre 1902, par le professeur Duclaux; les marchands de vin, cafetiers, limonadiers, tenanciers de zinc et autres distributeurs d'alcool furent dans la jubilation, quand ils virent un savant, directeur de l'Institut Pasteur, membre de l'Institut et de l'Académie de médecine, réclamer la réhabilitation de l'alcool et proclamer la haute valeur alimentaire des boissons alcooliques.

L'alcool-aliment, n'était-ce pas le triomphe des mastroquets? mais, dans la circonstance, c'est le nom respecté de Duclaux qui a fait les frais de ce triomphe, car il faut avouer que, de toutes les manières, on l'a largement exploité.

Or si, partant de données *théoriques* exactes, Duclaux n'a rien dit qui ne soit *scientifiquement* juste, au point de vue pratique (le plus important en la matière), il a commis une grosse erreur.

Théoriquement, l'alcool peut se comporter comme un aliment; pratiquement et socialement l'alcool est toujours un poison.

Ce n'est pas parce que, dans l'alimentation de travail d'un individu, on a pu remplacer de la fécule et du sucre, par une dose équivalente d'alcool produisant la même chaleur, qu'il faut conclure à la valeur alimentaire de cet alcool. Assurément, dans ce cas, l'alcool a fait fonction d'aliment, mais est-il aussi bien démontré que cet aliment est inoffensif?

C'est plutôt le contraire qui est prouvé et voici une comparaison qui vous fera bien comprendre notre pensée.

Vous savez qu'en mécanique, il existe des moteurs de modèles infiniment variés et que, pour chaque type, il existe aussi un combustible approprié, véritable aliment et source d'énergie. Tel moteur s'alimente au charbon, tel autre avec du pétrole, tel autre avec du gaz, etc.; croyez-vous que le combustible qui convient à l'organisation d'un type conviendra à l'organisation de l'autre? Le contraire est encore trop évident pour que j'insiste. Mais il y a mieux; la poudre, la dynamite, la mélinite, etc., sont aussi des producteurs de force, des sources d'énergie, pourquoi ne les utilise-t-on pas dans les moteurs? Assurément parce qu'ils sont dangereux.

Or, le moteur vivant, l'homme, n'est pas plus

fait pour être alimenté par de l'alcool, qu'un moteur à charbon par le pétrole ; il est incapable de fonctionner sans danger avec ce produit et vous comprenez maintenant pourquoi, bien que reconnaissant, comme Duclaux, certaine valeur alimentaire au combustible alcool, source d'énergie, nous affirmons que c'est un aliment détestable et dangereux pour la machine humaine.

A cela vous allez peut-être m'opposer l'exemple d'individus qui travaillent beaucoup et prétendent trouver de la force et du courage dans le vin ou l'alcool. A cette objection je réponds par cette simple question : Croyez-vous que ça dure longtemps, et pouvez-vous m'assurer que la santé de ces individus est bonne ?

Autre chose est de puiser de la force dans une excitation factice, qui fait produire du travail en *usant la machine*, et trouver de l'énergie dans une alimentation saine, qui donne de la vigueur en réparant l'usure.

Nous prétendons, nous, que les individus qui s'abstiennent d'alcool ont une capacité de travail bien supérieure à celle des gens qui en boivent.

Exemples : Les coureurs cyclistes, roulant pendant 600, 800, 1 000, 1 200 kilomètres sans s'arrêter, savent fort bien qu'en prenant une boisson alcoolique quelconque, ils se coupent les jambes et se mettent dans la nécessité d'abandonner la course au bout de peu de temps. Tous ceux qui s'adonnent à des exercices de force pensent de même et n'ignorent pas qu'une boisson chaude, *sans alcool*, leur donnera beaucoup plus d'énergie que tous les toniques alcoolisés possibles.

Lors de son expédition au pôle nord, Nansen ne permit pas, qu'en dehors de la provision pharmaceutique, une seule goutte d'alcool fût emportée sur son bâtiment et c'est à cette abstinence d'alcool que, dans les relations de son voyage, il attribue la résistance extraordinaire de ses hommes.

Enfin, si l'on examine les statistiques des compagnies d'assurance américaines et anglaises, on trouve une différence considérable entre les décès prévus et les décès observés chez les individus qui font usage des boissons alcooliques et chez ceux qui s'en abstiennent.

La statistique de la Sceptre Life Association va de 1884 à 1900, soit sept années. Pour les personnes usant modérément de boissons alcooliques, cette compagnie avait prévu 1 938 décès et il ne s'en est produit que 1535, soit un bénéfice de 21 p. 100. Pour les abstinents, elle avait prévu

1 118 décès et il ne s'en est produit que 623, soit un bénéfice de 44 p. 100.

La Scottish Temperance Life Assurance avait prévu 155 décès du côté des assurés usant modérément d'alcool, et elle en a observé 107, soit 31 p. 100 de bénéfice; mais, du côté des assurés ne buvant pas d'alcool, au lieu de 493 décès prévus elle n'en a compté que 232, ce qui donne le bénéfice remarquable de 53 p. 100. Aussi ces compagnies font-elles des conditions bien meilleures à ceux qui ne font pas usage de boissons alcooliques.

J'espère vous avoir convaincus et que nul parmi vous ne songera à considérer les boissons fermentées et autres liquides contenant de l'alcool comme utiles à l'alimentation de l'homme.

Mais, je le répète, ceci étant bien compris, évitons cependant de tomber dans l'exagération des anti-alcooliques intransigeants et sous peine de ridicule, dont profiteraient les empoisonneurs, sachons tolérer l'usage *très modéré* du vin, de la bière et du cidre.

Parmi les boissons non fermentées, prises à l'état d'infusions ou de macérations aqueuses de produits stimulants, je vous citerai seulement le thé et le café.

Un litre de *café noir*, préparé avec 100 grammes de café torréfié, contient environ 25 grammes de substances alimentaires; il contient, de plus, un principe excitant qu'on appelle la *caféine* et un corps volatil appelé *caféone*, qui donne à l'infusion de café son arome particulier, en augmentant aussi son pouvoir excitant sur la circulation et sur le cerveau.

Pris à dose modérée le café et le thé sont d'utiles stimulants; en outre, dans les pays où l'eau est impure, ils servent à préparer des boissons très hygiéniques, en raison de la nécessité où l'on est de faire bouillir l'eau pour préparer l'infusion.

Pour les estomacs qui le tolèrent et dans certaines circonstances particulières, le *lait* est une boisson très recommandable, mais c'est aussi un aliment dont la valeur est suffisamment appréciée de tous pour que je m'abstienne de revenir sur son usage.

Le *chocolat* est plutôt un aliment; en le faisant dissoudre dans le lait ou dans l'eau, on prépare une boisson très nourrissante, mais parfois, mal digérée.

Telles sont les quelques notions que j'ai cru bon de vous donner sur les boissons les plus usuelles que l'homme peut introduire dans son alimentation.

ONZIÈME CAUSERIE

L'alcoolisme est un empoisonnement lent qui résulte de l'usage habituel de l'alcool et des boissons qui en contiennent, quand bien même on n'en absorbe pas jusqu'à production de l'ivresse. Vous voyez, par cette définition, qu'il est possible de devenir alcoolique sans être un ivrogne et qu'un individu peut très bien être empoisonné par l'alcool, sans jamais avoir pris la moindre cuite.

Dans ma précédente causerie, je vous ai dit ce qu'il fallait penser de *l'alcool-aliment*, je vais vous entretenir, maintenant, de *l'alcool-poison*, ayant même réservé à cette intention, l'étude des boissons distillées, spiritueux, liqueurs, etc.

Les produits mis à la disposition du public, par le génie malfaisant des distillateurs sont nombreux et infiniment variés ; on peut les diviser en trois groupes principaux, comprenant : 1° les alcools de consommation, 2° les liqueurs, 3° les apéritifs.

Les alcools de consommation sont extraits du vin et de toutes les substances contenant du sucre ou pouvant donner du sucre (betteraves, carottes, pommes de terre, châtaignes, grains de céréales, etc.). Après distillation, ces alcools sont rectifiés et livrés au commerce, mais, à côté de l'alcool vinique qu'ils renferment, on trouve des impuretés nombreuses dont il est impossible de les débarrasser.

Les eaux-de-vie sont les produits de la distillation des jus de fruits et de certains « vins » de grains, produits qui sont vendus et consommés sans rectification (eau-de-vie de vin, cognac et armagnac, fine champagne, rhum, tafia, kirsch, eaux-de-vie de prune, eaux-de-vie de cidre, Calvados, marc, genièvre, etc., etc.). Ces eaux-de-vie contiennent des impuretés dont les noms chimiques (éthers, aldéhydes, furfurol, acide prussique, alcools supérieurs) devraient suffire, pour qu'on en redoute les effets.

Les liqueurs sont des préparations dans lesquelles des principes amers ou aromatiques variés ont été ajoutés à l'alcool, par macération, distillation ou simple addition d'essences. Dans le groupe des liqueurs nous trouvons les vins qualifiés de toniques : vins de quinquina, kola, gentiane, le byrrh, le vermouth, etc., les liqueurs proprement dites, plus ou moins sucrées : chartreuse, curaçao, anisette, bénédictine, grand-marnier, Werder, pippermint, kummel, etc.

Les apéritifs, qui ouvrent l'appétit avec une fausse clef et dont les effets les plus certains sont de donner des gastrites, comprennent : les amers, amer Picon, bitter, les absinthes de toutes marques, toutes aussi nuisibles les unes que les autres, même celles qualifiées d'hygiéniques.

Au fond, les absinthes ne sont que des teintures concentrées de plantes aromatiques, dont les essences ont des propriétés toxiques aujourd'hui bien connues. Ainsi, dans un litre d'absinthe de Pontarlier, titrant 74° d'alcool, on trouve

Grande absinthe....	25	grammes.
Petite absinthe......................	10	—
Anis vert............................	50	—
Fenouil	50	—
Hysope..............................	20	—
Mélisse	5	—

Et je ne parle pas des absinthes que les marchands de vin fabriquent avec de l'alcool à brûler, ne redoutant pas de compromettre encore davantage la santé de leurs clients, pour augmenter leurs bénéfices.

Il y a donc, dans toutes ces mixtures, addition de poisons à un autre poison et c'est ce qui a conduit les médecins à distinguer les empoisonnements par les alcools (eau-de-vie, rhum, cognac, marc, etc.), des empoisonnements par les liqueurs diverses (bitter, mélisse, absinthe, etc.), les premiers constituant l'*alcoolisme* proprement dit, les autres l'*absinthisme*.

Dans la pratique la distinction, entre l'alcoolisme et l'absinthisme, est d'autant plus difficile que, le plus ordinairement, les buveurs usent un peu de tout; nous nous en tiendrons donc à la

seule description des effets de l'alcoolisme mixte,
qui correspondent assez bien aux effets com-
plexes des poisons qui entrent dans la composition des boissons fermentées, des eaux-de-vie et
des liqueurs à essence.

Je vais d'abord vous exposer les méfaits de
l'alcoolisme sur les individus et sur la collectivité,
pour vous donner ensuite un aperçu de l'importance du péril alcoolique.

Les premiers troubles produits par l'alcool
atteignent les fonctions digestives.

L'appétit diminue ou se perd complètement; le
matin, la bouche est amère, pâteuse, la langue
blanche, sale, quelquefois rouge et fendillée; puis
survient la *pituite matinale*, caractérisée, au réveil,
par des nausées, suivies d'efforts de vomissement
avec rejets de matières glaireuses puis bilieuses.
Si le buveur n'a plus faim, il a toujours soif et
satisfait à sa perpétuelle ... bouche de bois, en
retombant dans son vice. Les digestions, d'abord
peu modifiées, deviennent bientôt pénibles,
lourdes, avec chaleur dans l'estomac et renvois
acides cuisants; à ce moment existe une gastrite
avec altération profonde de la muqueuse qui finit
par se couvrir d'érosions et d'ulcères.

Avec l'estomac, l'intestin est frappé; on remarque

des coliques, de la constipation, parfois un peu de diarrhée; le foie n'échappe pas aux effets du poison, il se congestionne au début, puis s'atrophie (cirrhose atrophique) ou augmente considérablement de volume (cirrhose hypertrophique).

Mais, c'est du côté nerveux que se signalent particulièrement les effets de l'alcool; la sensibilité est modifiée, puis surviennent des tremblements dans les mains, qui rendent les individus maladroits quand ils veulent saisir un objet. On note de l'embarras de la parole, des petites secousses nerveuses des lèvres et de la face. Puis la vision elle-même est touchée; le malade distingue mal les objets ou les voit doubles; son regard traduit l'état d'abrutissement de son moral, car, en même temps, le cerveau est intoxiqué. Le caractère de l'alcoolique est complètement modifié; il a perdu toute gaieté, il est triste sans savoir pourquoi; très excitable, cependant, il a parfois des mouvements de colère violents, surtout au moment de discussions vives et passionnées. Le manque de sommeil ou le sommeil agité est la règle; l'ivrogne a des cauchemars et des rêves fantastiques, très pénibles pour lui; il voit des serpents, des crapauds, des rats et autres animaux qui courent sur son lit et le terrifient.

C'est l'avant-garde de la folie, mais, avant d'y arriver, l'alcoolique présente, pendant un temps plus ou moins long, les caractères de ce que l'on appelle vulgairement un « abruti ». Son sens moral est perverti, sa volonté complètement perdue au point que, même se rendant compte du danger qu'il court, il n'a pas le courage de lutter contre son vice et boit quand même. Il est livré à toutes les passions, peut commettre les actes les plus répréhensibles, sans avoir conscience de sa culpabilité. Les observations, les conseils, les reproches, même les menaces de peines judiciaires le laissent froid.

L'alcoolisation s'exagérant, surviennent les délires, parmi lesquels un des plus fréquents est le délire de la jalousie. Agité, mélancolique ou plongé dans la stupeur, l'ivrogne tombe dans la catégorie des fous, candidat à l'asile d'aliénés par empoisonnement volontaire.

Quand l'excitation est très vive, elle aboutit aux accidents dont vous avez certainement entendu parler sous le nom de *delirium tremens*, accidents dont certains romanciers et auteurs dramatiques ont décrit ou représenté la terrifiante image.

L'intoxication ne respecte rien ; le cœur, les

vaisseaux sanguins, les organes de la respiration, etc., présentent des troubles et des lésions caractéristiques de l'alcoolisme. S'il s'agit d'un buveur de liqueurs, apéritifs, absinthe, etc., il maigrit, s'émacie, prend un aspect terreux de cadavre ambulant. Les buveurs de vin ou de bière, au contraire, ont plutôt des tendances à engraisser; de plus, par suite de certaines paralysies portant sur les petits vaisseaux, leur face se colore, leur nez rougit et ils prennent la « trogne » caractéristique du pochard. Ajoutons à cela les inflammations de la gorge et du larynx, produisant la voix particulière, trivialement qualifiée de « mêlé-casse » que présentent certains ivrognes, et nous aurons donné une description suffisante des méfaits de l'alcool sur l'individu.

Mais ce n'est pas seulement par les troubles qu'il provoque directement que l'alcoolisme est néfaste, c'est encore par les complications et les prédispositions qu'il entraîne, quand survient une autre maladie.

Par exemple, il n'est pas contestable que les irritations locales produites par l'alcool sur l'estomac soient une cause favorable au développement du *cancer*. La fièvre typhoïde, l'érysipèle et surtout la pneumonie sont particulièrement graves, quand elles atteignent un buveur, et ceci est si vrai que l'on a pu dire qu'un alcoolique de quarante ans ne résiste pas mieux à une pneumonie qu'un vieillard de soixante ans. C'est la même chose pour les traumatismes, les plaies et les blessures, qui sont beaucoup plus longues à guérir et souvent se compliquent très gravement, chez tous les individus ayant abusé de l'alcool.

L'alcool, néfaste pour l'individu, ne l'est pas moins pour la famille, la collectivité et la race.

Vous n'ignorez pas que, dans beaucoup de ménages ouvriers qui pourraient être très heureux, la désunion, la misère et le malheur règnent en maîtres par le fait de l'alcoolisme.

Quel attachement peut avoir, pour sa femme et ses enfants, un individu qui ne se trouve bien qu'au bar ou au café, qui, peu à peu, ayant perdu toute dignité, fait parade de son vice et n'a plus le moindre sentiment au cœur. Il est brutal pour les siens, souvent maltraite sa femme ou martyrise ses enfants, auxquels il n'assure même pas le strict nécessaire pour vivre et se nourrir. La plus grosse part du salaire passe chez le marchand de vin, de telle sorte qu'il reste peu de chose, parfois rien, pour faire bouillir la marmite. Mais ce qu'il y a de plus terrible encore c'est l'influence de l'entraînement qui, dans nombre de cas, pousse la femme, voire les enfants, à suivre l'exemple du père et à s'alcooliser à leur tour. Il est des pays où les mères et les nourrices ne se contentent pas de s'empoisonner elles-mêmes, par de copieuses lampées qui déjà rendent leur lait dangereux pour le nourrisson, mais encore font boire de l'alcool aux malheureux bébés et les intoxiquent dès leur plus bas âge.

Dans les régions du Nord-Ouest, en Normandie et en Bretagne, où l'alcoolisme règne en maître, on fait sucer aux nourissons un chiffon contenant un morceau de sucre trempé dans l'eau-de-vie, on met de l'alcool dans les biberons, on fait boire aux enfants du vin, de l'eau-de-vie, du rhum ; on les fait trinquer et les parents sont tout fiers de voir leur progéniture lever le coude comme un homme.

Dans ces régions tout le monde boit ; hommes, femmes, enfants s'alimentent d'alcool dont on se sert même pour faire la soupe, et vous devinez sans peine ce que les habitants peuvent devenir avec un pareil régime.

On a dit, avec beaucoup de raison, que l'alcoolisme et l'absinthisme étaient les grands pour-voyeurs des asiles d'aliénés, conduisant les malheureux qui en sont frappés à la folie, au suicide et au crime. Méditez les chiffres suivants :

« En 1865, il y a eu, en France, 873 007 hectolitres d'alcool consommé, et on a constaté 14 983 cas d'aliénation mentale dans l'année. En 1892, il y a eu 1 735 367 hectolitres d'alcool consommé et le nombre des cas de folie a atteint 58 753. »

« Dans le département de la Seine, les aliénés alcooliques sont au nombre de 38 p. 100 pour les hommes et de 12 p. 100 pour femmes, tandis que, dans la Seine-Inférieure, très alcoolisée, les aliénés alcooliques forment presque la moitié totale des fous internés. — En Algérie, où il y a 1 258 000 Arabes et 113 000 Français, on a seulement vu, en une année, deux Arabes devenir fous, tandis qu'on comptait 14 Français. Or, d'après le Coran, les Arabes sont obligés, pour la plus grande part, de s'abstenir de boissons alcooliques. »

« Si on fait le recensement des maisons de fous, en le comparant au recensement des cabarets, on voit qu'il y a parallélisme évident entre ces deux ordres d'établissements. »

Pour les suicides : « alors qu'on ne comptait en France, dans l'année 1840, que 137 suicides, dus à l'alcoolisme, on en compte 439 en 1865, 564 en 1875, 789 en 1880, 1 503 en 1893; les nombres vont ainsi croissant avec le flot montant des alcools.

Enfin voici encore des chiffres qui, eux, vont vous montrer avec précision le rôle de l'alcoolisme dans la criminalité, soit par les impulsions qu'il provoque, soit par la perversion des sentiments et de la conscience dont il est cause.

Dans la Creuse, un des départements où l'on boit le moins, on compte 1 condamné pour 1504 habitants, tandis que dans la Seine-Inférieure, un de ceux où l'on s'alcoolise le plus, il y a 1 condamné pour 138 habitants seulement.

Sur 100 détenus pour assassinats, on compte 53 alcooliques; sur 100 détenus pour incendies, on compte 57 alcooliques; sur 100 détenus pour vagabondage, on compte 70 alcooliques; sur 100 détenus pour coups et blessures, on compte 90 alcooliques.

Le greffier de l'ancienne prison de Sainte-Pélagie a recherché combien de ses 2 950 prisonniers étaient signalés comme s'adonnant aux abus d'alcool; il en a trouvé 2 124, soit près des trois quarts, qui se décomposaient ainsi :

Sur 1 896 individus incarcérés pour vols, escroqueries, faux, chantages, etc., il y avait 1 346 intempérants, soit 70 p. 100.

Sur 415 individus incarcérés pour coups et

blessures, homicides par imprudence, rébellions, violences et voies de fait, attaques à mains armées, etc., il y avait 366 intempérants, soit 88,2 p. 100.

Sur 308 individus accusés d'attentats à la pudeur et aux mœurs, 165 intempérants.

Sur 272 individus arrêtés pour mendicité et vagabondage, 216 intempérants, etc.

Tous ces chiffres, que j'ai reproduits d'après l'excellent livre du Dr Renon, me paraissent d'une éloquence suffisante pour que je m'abstienne de tout commentaire à leur sujet.

Empruntant toujours au même auteur, je ne puis m'empêcher de vous faire connaître l'importance de la carte, payée par les buveurs et la société, d'après des calculs portant sur l'année 1895 :

1 549 045 hectolitres d'alcool, bus en France, en 1895, ont coûté aux buveurs 320 650 850 francs. Cette même année, la société a dû dépenser, pour les aliénés alcooliques, 8 114 000 francs; pour la répression des délits et crimes des alcooliques, 9 millions; pour l'assistance des alcooliques, 70 millions; pour les pertes venant des suicides et des morts accidentelles d'alcooliques, 5 millions; pour les salaires perdus, plus de 1 340 mil-

lions, ce qui, au total, comme coût de l'alcool à la collectivité française, en 1895, nous donne le beau chiffre de 1 752 772 850 francs, près de deux milliards.

Enfin l'alcoolisme est néfaste pour la race, dont il entraîne la déchéance, la dégénérescence et la perte.

Il est d'observation très ancienne et des faits extrêmement nombreux démontrent que les enfants, conçus pendant l'ivresse du père ou de la mère ou issus de parents alcooliques, sont organiquement tarés et frappés de dégénérescence. « Il suffit d'une heure d'ivresse, même chez un individu indemne de toute intoxication alcoolique, pour que l'enfant conçu à cette heure précise soit alcoolisé. Aussi, les enfants du Dimanche, comme on les appelle en Belgique, ont-ils un développement des plus troublés. Si, par-dessus le marché, une femme s'adonne aux boissons alcooliques pendant sa grossesse, elle a toutes les chances pour avorter ou accoucher avant le terme. » (Roubinovitch.)

Le Dr Legrain a rapporté des faits authentiques, démontrant que les enfants d'alcooliques sont débiles, chétifs et succombent rapidement aux maladies de la première enfance; 50 p. 100 au bas mot meurent avant trois ans et, s'ils vivent, ils risquent de devenir plus tard la proie de la tuberculose, de la méningite, de la neurasthénie, de l'hystérie, de l'épilepsie, de l'idiotie, de l'imbécillité, même de la folie véritable, avec délire, hallucinations, mélancolie, etc.

Croyez-vous que c'est tout? Hélas, non, car le plus terrible de l'histoire se trouve dans la transmission héréditaire du goût pour l'alcool, de telle sorte que des enfants issus de parents alcooliques peuvent être des buveurs héréditaires, qui, à leur tour, s'ils ne meurent pas avant, donneront naissance à des buveurs plus enracinés encore. « Ton père a bu, tu boiras; tu boiras plus que ton père, tes enfants boiront plus que toi, » et cette fatalité terrible s'appesantit sur les individus de toutes les classes, même les plus élevées.

En voici un exemple, choisi parmi beaucoup d'autres : Le Dr Renon a soigné une femme de soixante-cinq ans, *fille d'alcoolique*, qui toute sa vie n'a fait que boire. Femme du meilleur monde, portant un grand nom, elle noie ses chagrins dans le vin, s'enivre tous les jours et ne peut pas s'en empêcher.

N'est-ce pas une fatalité terrible que cette héré-

dité alcoolique qui force et pousse des individus
à boire quand même et malgré eux.

L'importante question de la dépopulation, qui,
actuellement, préoccupe à juste titre tant de
bons esprits, peut être en partie liée à celle de
l'alcoolisme. En effet, les savants les plus autorisés ont une grande tendance à considérer l'alcoolisme comme un gros facteur de la dépopulation.

« La descendance des alcooliques, dit le Dr Lan-
cereaux, exposée à toutes sortes d'accidents et de
maladies, vouée à l'impuissance et à la stérilité,
ne tarde pas à disparaître. »

« L'alcoolisme doit être envisagé comme une
des causes les plus puissantes de dépopulation et
de déchéance de l'espèce humaine. » (Pr Pinard.)

« Sous l'empire de l'alcoolisme, nous assistons
à la disparition rapide de peuplades autrefois
fortes et prospères, et, dans nos pays de l'Europe
civilisée, on peut sans peine reconnaître les effets
de l'alcoolisme héréditaire à la déchéance physique et morale des populations adonnées à l'alcool. » (Dr Jacquet.)

« On peut affirmer que l'alcoolisme est une des
causes les plus actives de la dépopulation de la
France. » (Dr Debove.)

Je pourrais ainsi multiplier mes citations, mais est-ce bien utile pour vous convaincre?

Devons-nous croire, cependant, que l'alcool contribue à la dépopulation par diminution du nombre des naissances? Certainement non, car c'est plutôt le contraire qui se produit ; les alcooliques ont en général beaucoup d'enfants, seulement la société ni la race n'y gagnent rien, parce que ce sont de mauvais enfants.

Si l'alcool n'a pas d'influence sur la diminution du nombre des naissances, il a une influence énorme sur l'augmentation du nombre des décès, de telle sorte que c'est plutôt comme facteur de plus grande mortalité que l'alcoolisme joue un rôle dans la dépopulation.

L'alcoolisme est donc un terrible fléau et nous devons le voir d'autant plus menaçant que, dans notre beau pays de France, il va sans cesse en progressant.

Oui, il ne faut pas craindre de le répéter bien haut, dans aucun autre pays, la consommation d'alcool n'a fait autant de progrès et n'atteint un chiffre aussi élevé que chez nous ; dans aucun autre pays on ne compte autant de cabarets et de débits de boissons ; dans aucun autre pays le mastroquet n'a pris l'importance qu'il a en France et qui en fait une puissance avec laquelle il faut compter.

Tout puissants, les distributeurs d'alcool le sont sans contestation possible. Maîtres de la masse populaire, ils mènent les électeurs ; les candidats ou élus comptent sérieusement avec eux et le pays marche à sa perte, en subissant leur influence, dont ils usent et abusent pour nous empoisonner.

En 1830, il y avait en France 281 000 cabarets ; on en comptait 413 000 en 1890 ; aujourd'hui le nombre a largement dépassé 500 000.

Dans le département du Nord, on compte 1 débit de boisson pour 15 adultes. A Paris, il y a plus de 33 000 cafés ou cabarets, c'est-à-dire plus d'un débit par trois maisons ; chiffre très coquet, comme vous le voyez.

Aussi, comme conséquence, en est-on arrivé à constater que la France consomme aujourd'hui plus de 2 millions d'hectolitres d'alcool à 100°, chiffre officiel déjà énorme mais qui est en dessous de la réalité, car il ne tient pas compte de tout ce qui passe en fraude et de l'alcool qui échappe au contrôle, grâce au privilège accordé aux bouilleurs de cru. Remarquez que j'ai dit 2 millions d'hectolitres à 100°, ce titre étant en effet adopté dans les statistiques, pour faciliter les comparaisons, mais comme l'alcool consommé a pour titre moyen 40°, toute réduction faite on arrive à une consommation réelle de 5 millions d'hectolitres d'eau-de-vie.

Mais, je le répète, ce chiffre, qui résulte d'une statistique de 1898, est aujourd'hui de beaucoup dépassé.

En ajoutant à l'alcool proprement dit les boissons fermentées, vin, bière et cidre, on arrive à trouver que la consommation annuelle de la France est, par tête d'habitant, de 17 litres et demi d'alcool à 100° (statistique de F. Mathieu).

Essayez de calculer ce que ces 17 litres et demi d'alcool à 100° représentent d'eau-de-vie, de vin, de bière, etc.; notez aussi que ce chiffre moyen représente une répartition faite sur le nombre total de la population française, et vous verrez que, si l'on déduit les enfants, beaucoup de femmes et quelques gens sobres, il reste un joli nombre d'hectolitres d'alcool au compte des seuls buveurs.

Aussi, nous n'avons pas à dissimuler, sans en être plus fiers cependant, que, par sa consommation d'alcool, la France occupe le premier rang parmi les nations du monde.

La Belgique et l'Allemagne viennent après elle, avec 6 litres en moins par tête.

C'est donc avec raison que l'on a pu dire que « l'alcoolisme est, à l'heure actuelle, un mal français » et le péril auquel il expose notre race épouvante d'autant plus que, malgré toutes les mesures préconisées et la généreuse campagne entreprise par les ligues anti-alcooliques, je ne vois pas très bien comment nous nous en sauverons.

Trop de gens bénéficient de la progression du fléau alcoolique, trop d'intérêts puissants sont en jeu, qui contrebalancent l'action de ceux qui luttent, pour qu'il nous soit possible d'entrevoir d'où viendra le remède.

C'est une réforme radicale des mœurs et des habitudes de nos populations qu'il faut obtenir; mais, dans tout ce que nous ferons pour y arriver, nous nous butterons à l'influence contraire de ceux qui, flattant le vice des buveurs d'alcool, les trompent pour les empoisonner et les empoisonnent pour en vivre.

Je dis qu'il faudrait réformer radicalement les mœurs et les habitudes de nos populations et, pour vous en convaincre, il me suffira de vous montrer, d'après le Dr Triboulet, comment, dans les différentes classes de la Société, on devient alcoolique.

L'ouvrier boit dès le matin, à jeun, pour tuer le ver; il prend l'apéritif avant chaque repas et boit du vin en mangeant (1/2 litre ou 1 litre par repas); dans l'intervalle, il a facilement soif ou croit avoir besoin de se réconforter; il ingurgite alors du vin, des mixtures alcooliques ou des petits verres.

Quand on examine en détail les dépenses journalières de l'ouvrier, pour son alimentation, on est frappé de la somme énorme représentée par la boisson, par rapport à la dépense en aliments proprement dits.

Pour manger, les ouvriers dépensent en moyenne 1 fr. 50, 1 fr. 75, 1 fr. 85, rarement 2 francs de nourriture par jour, mais, au bas mot, ils dépensent bien souvent presque autant en boissons alcooliques qu'en aliments; il est démontré que *le plus sobre* ne consomme pas moins de 1 franc à 1 fr. 25 par jour pour les boissons alcooliques.

A titre d'exemple, voici le budget alimentaire quotidien d'un charretier parisien, qui se classait parmi les sobres ·

A 5 heures du matin.	Une soupe........................	0 fr.	20
	Un quart de litre de vin..........	0	20
A 9 heures.	Pain	0	05
	Vin (un quart)...................	0	20
A 11 heures, déjeuner.	Bouillon	0	15
	Viande..........................	0	20
	Légume ou fromage.............	0	20
	Vin (un demi-litre)...............	0	40
	Café et eau-de-vie..............	0	30
A 3 heures.	Pain............................	0	10
	Fromage........................	0	20
	Vin (un quart de litre............	0	20
A 7 h. soir, dîner.	Ragoût de viande...............	0	30
	Légume.........................	0	20
	Fromage........................	0	20
	Vin	0	40

$$\text{3 fr. 50}$$

Voilà donc un homme qui, sur 3 fr. 50, dépensait 1 fr. 80 pour des aliments substanciels et 1 fr. 70 pour la boisson (vin, alcool). Mais, croyez-vous qu'il ne buvait que cela et que, dans le cours de son travail, il n'avait pas de temps à autre quelques échanges de tournées avec des camarades? Et l'apéritif, il n'en est pas question; or, je doute que notre bon charretier s'en soit régulièrement abstenu.

Autre exemple, que m'a fourni un excellent ouvrier, qui gagnait 6 francs par jour, en travaillant aux pièces :

A 6 heures du matin.	Charcuterie ou café au lait.......	0 fr.	15
	Pain...............................	0	10
	Vin blanc (un quart de litre)......	0	20
A 11 heures, déjeuner.	Apéritif...........................	0	20
	Viande............................	0	40
	Légume............................	0	15
	Dessert ou fromage...............	0	20
	Pain..............................	0	10
	Vin rouge (un demi-litre)	0	40
	Café et marc......................	0	30
A 3 heures.	Pain et fromage..................	0	20
	Vin rouge (un demi-litre).........	0	40
A 7 heures, soir.	Apéritif...........................	0	20
	Viande............................	0	40
	Légumes...........................	0	15
	Pain..............................	0	10
	Vin (un demi-litre)...............	0	40
	Marc..............................	0	10
		4 fr.	20

Voilà donc un homme qui, pour sa bouche, dépensait 4 fr. 20 par jour, sur lesquels il avouait 2 fr. 20 de boissons alcooliques, sans parler, probablement, des tournées ordinaires et extraordinaires.

Et c'est ainsi que, même sans se griser, un homme du peuple peut devenir alcoolique. Je dois ajouter d'ailleurs que certaines professions sont plus que d'autres exposées aux dangers de l'alcool ou comptent un nombre plus considérable d'alcooliques.

Dans le monde des commerçants, le vin blanc du matin et les apéritifs sont d'usage habituel; de plus, la plupart des affaires se traitent en buvant et s'arrangent en trinquant, au café ou à domicile; et c'est ainsi que commissionnaires et négociants arrivent à l'alcoolisme.

Quant à ceux dont la profession consiste à trafiquer de l'alcool, marchands de vin et de spiritueux, distillateurs, cafetiers, etc., on comprend facilement comment, en vendant le poison, ils arrivent à s'intoxiquer eux-mêmes.

Mais, dans les classes aisées et dans le grand monde, on trouve aussi des alcooliques, qui s'empoisonnent, les uns par des habitudes de café, les autres par la bonne chère et le luxe de la table, consistant surtout en vins fins de toutes marques et en liqueurs variées, que l'on déguste à la fin des repas, en fumant d'excellents cigares.

Enfin, je vous disais que trop de gens vivent de l'alcool pour que des mesures de défense d'ordre général puissent avoir quelque chance d'aboutir.

En effet, en comptant tous ceux qui tirent un bénéfice du commerce des boissons : vignerons, récoltants de cidre, brasseurs, distillateurs, marchands de liquides en gros, hôteliers, restaurateurs, cafetiers, logeurs, mastroquets, bouilleurs de crus, fabricants de bouteilles, tonneliers, etc., etc., on trouve en France plus de 4 millions d'alcooli-sateurs ; or, ce sont ces 4 millions d'alcoolisa-teurs, unis avec les autres millions d'alcooliques, dont l'unique désir est de satisfaire leur passion, qui représentent la puissance contre laquelle se brisent les efforts des hygiénistes.

L'État d'abord n'a rien fait et ne fera rien d'utile car, comme le dit le Dr Bertillon : « Ce sont des motifs électoraux beaucoup plus encore que des motifs fiscaux qui mènent le peuple fran-çais à l'abrutissement par l'alcool ». « L'homme politique tremble devant le grand électeur, et le grand électeur c'est le marchand de vin dont les intérêts passent avant ceux de la race et de la nation. » (Renon.)

Je tiens ces raisons pour très exactes et je vois le péril alcoolique plus menaçant que vous le pensez peut-être ; mais j'espère cependant que, par l'instruction de la masse, par la diffusion des idées que nous venons d'exposer, et par la crainte du danger, nous verrons enfin, nous ou nos arrière-neveux, des générations tempérantes et régénérées.

A titre de document de vulgarisation, il me paraît intéressant de terminer cette causerie par

la reproduction du texte d'une affiche, que
M. Mesureur a fait apposer et qui rapporte, en
termes clairs et précis, d'après une délibération du
Conseil de surveillance de l'Assistance publique,
les terribles dangers de l'alcoolisme :

« L'alcoolisme est l'empoisonnement chronique
qui résulte de l'usage habituel de l'alcool, alors
même que celui-ci ne produirait pas l'ivresse.

« C'est une erreur de dire que l'alcool est nécessaire aux ouvriers qui se livrent à des travaux
fatigants, qu'il donne du cœur à l'ouvrage ou
qu'il répare les forces; l'excitation artificielle
qu'il procure fait bien vite place à la dépression
nerveuse et à la faiblesse; en réalité, l'alcool n'est
utile à personne; il est nuisible pour tout le
monde.

« L'habitude de boire des eaux-de-vie conduit
rapidement à l'alcoolisme, mais les boissons dites
hygiéniques contiennent aussi de l'alcool; il n'y a
qu'une différence de dose : l'homme qui boit
chaque jour une quantité immodérée de vin, de
cidre ou de bière, devient aussi sûrement alcoolique que celui qui boit de l'eau-de-vie.

« Les boissons dites apéritives (absinthe, vermouth, amers), les liqueurs aromatiques (vulné-
raire, eaux de mélisse ou de menthe, etc.), sont

les plus pernicieuses, parce qu'elles contiennent, outre l'alcool, des essences qui sont, elles aussi, des poisons violents.

« L'habitude de boire entraîne la désaffection de la famille, l'oubli de tous les devoirs sociaux, le dégoût du travail, la misère, le vol et le crime.

« Elle mène pour le moins à l'hôpital; car l'alcoolisme engendre les maladies les plus variées et les plus meurtrières : les paralysies, la folie, les affections de l'estomac et du foie, l'hydropisie; il est une des causes les plus fréquentes de la tuberculose. Enfin, il complique et aggrave toutes les maladies aiguës; une fièvre typhoïde, une pneumonie, un érysipèle, qui seraient bénins chez un homme sobre, tuent rapidement le buveur alcoolique.

« Les fautes d'hygiène des parents retombent sur les enfants; s'ils dépassent les premiers mois, ils sont menacés d'idiotie et d'épilepsie, ou bien encore ils sont emportés un peu plus tard par la méningite tuberculeuse ou par la phtisie.

« Pour la santé de l'individu, pour l'existence de la famille, pour l'avenir du pays, l'alcoolisme est un des plus terribles fléaux. »

DOUZIÈME CAUSERIE

Dans notre troisième causerie, en vous parlant
des prédispositions à la tuberculose, je vous ai
dit que les enfants d'alcooliques devaient être
considérés comme tout particulièrement prédisposés à devenir tuberculeux, et je vous ai cité
plusieurs exemples à l'appui.

Aujourd'hui, je me propose de vous entretenir
spécialement, et à un point de vue plus général,
des relations entre l'alcoolisme et la tuberculose.

Je pose d'abord comme principe fondamental (actuellement admis par la grosse majorité des médecins) *l'influence favorisante de l'alcool sur la contagion et l'évolution de la tuberculose.*

Ce n'est d'ailleurs pas d'aujourd'hui qu'on s'en est aperçu. Les médecins de l'ancien temps avaient déjà remarqué que l'ivrognerie et les excès alcooliques conduisaient à la phtisie.

Il y a cependant quelques contradicteurs, d'ailleurs très peu nombreux, qui prétendent que l'alcool favorise la résistance au bacille et empêche le développement des lésions par production plus facile de tissu dense de cicatrice. Je vous parle de cette divergence, afin que, si pareille opinion était exprimée devant vous, à titre d'encouragement à boire, vous puissiez opposer un démenti formel. Jamais l'alcool n'a favorisé la cicatrisation des lésions tuberculeuses; il peut tout au plus, dans certains cas, changer la forme de la maladie en poussant à l'organisation fibreuse, mais, au total, la gravité reste la même et si, du fait de l'alcool, un changement survient, c'est toujours, au contraire, dans le sens de l'aggravation qu'il se produit.

« La phtisie se prend sur le zinc », a dit le professeur Hayem, et c'est la même idée qu'exprime, sous une forme non moins frappante, le professeur Landouzy en disant : « L'alcool fait le lit à la tuberculose ».

Oui, pour tout le monde et dans tous les pays, il est actuellement prouvé que l'alcoolisme favorise la tuberculose, en préparant le terrain humain à recevoir et à cultiver le bacille de Koch.

Ce sont les nations les plus alcoolisées qui payent le plus fort tribut à la tuberculose et, dans les départements français, on constate, d'après la statistique comparative de M. Baudran, que ce sont ceux où la consommation d'alcool est la plus élevée qui présentent le plus grand nombre de décès par tuberculose.

Examinez les chiffres suivants et vous verrez la mortalité par phtisie augmenter parallèlement à la consommation de l'alcool :

Consommation annuelle d'alcool par tête.	Décès par tuberculose pour 10 000 habitants.
12 litres 47	30 à 40
13 — 27	40 à 50
14 — 72	50 à 60
16 — 86	60 à 70
17 — 16	70 à 80
17 — 80	80 à 90
30 — 70	90 et au-dessus.

Tous les médecins d'hôpitaux ont constaté que

la plupart des tuberculeux qui entrent dans les services sont des alcooliques invétérés.

Sur un ensemble de 252 malades atteints de phtisie pulmonaire, le Dr Jacquet a trouvé 180 alcooliques, soit 71,42 p. 100 :

La statistique suivante a été relevée méticuleusement par le Dr de Lavarenne, dans un dispensaire pour ouvriers, situé à Paris, rue Haxo, en plein Belleville. On y relève 32 hommes atteints de tuberculose grave, sur lesquels 26 étaient alcooliques, soit 80 p. 100.

Ces hommes buvaient tous, le matin à jeun, l'estomac vide par conséquent, de l'eau-de-vie, et au moins 2 litres de vin par jour; un seul ne buvait que du vin, mais c'était 5 à 6 litres; un seul du rhum, mais de 10 à 12 petits verres par jour. Tous prenaient des apéritifs, absinthe, vermouth, bitter, pas moins de 2 par jour, souvent jusqu'à 6; 9 ne prenaient que de l'absinthe; 2 se donnaient régulièrement chaque samedi, une « cuite à l'absinthe ».

Tous ces tuberculeux étaient des hommes solides, acclimatés depuis longtemps à Paris, robustes, que rien ne prédisposait à la tuberculose, car tous gagnaient suffisamment pour ne pas endurer la moindre privation. Hélas, ils ne se privaient pas d'alcool!

Par contre, dans le même dispensaire, le Dr de Lavarenne a compté 18 femmes tuberculeuses sur lesquelles 2 seulement étaient alcooliques ; mais chez 11 des autres, il y avait une hérédité chargée ; chez 9 il y avait des privations et du surmenage depuis longtemps supportés, car bien que débiles et chétives ces femmes *sobres* avaient lutté et luttaient encore contre la phtisie. Les 2 alcooliques, au contraire, robustes et aux allures viriles, sans antécédents héréditaires, présentaient des formes de tuberculose grave.

Sur 16 tuberculeux, pris au hasard de sa consultation, le Dr Brunon signale 11 alcooliques, 5 non alcooliques ; les 11 alcooliques sont morts ; des 5 non alcooliques, 2 sont morts, 2 guéris, 1 amélioré.

J'ai cru bon de vous citer ces quelques faits, car ils me paraissent de nature à vous impressionner et à vous convaincre de l'influence favorisante de l'empoisonnement lent par l'alcool sur l'invasion et l'évolution de la tuberculose pulmonaire.

Non seulement, en effet, l'alcoolique contracte plus facilement la maladie mais, chez lui, elle est généralement plus grave et plus rapidement mortelle ; car, épuisé et débilité par l'alcool, l'homme le plus vigoureux a perdu toute défense naturelle, le traitement hygiénique n'a aucune influence favorable sur lui, il est sans résistance et livré, sans aucun espoir de guérison, à la domination victorieuse du bacille qui le tue.

Si, maintenant, vous me demandez pourquoi il en est ainsi et comment il se fait que l'alcool est aussi nuisible aux tuberculeux, je pourrai vous donner beaucoup de bonnes raisons, mais je me bornerai aux quelques explications suivantes.

Vous savez combien sont importantes les fonctions d'alimentation et de nutrition dans la résistance aux bacilles de Koch; or, chez le buveur, ces deux fonctions sont profondément altérées. D'abord l'estomac et l'intestin, irrités par le contact de l'alcool, ne remplissent plus leurs bons offices dans la digestion des aliments; les phénomènes d'absorption sont troublés; le foie, gravement atteint, laisse passer les poisons dans le sang; la nutrition et la réparation organiques sont viciés; tout contribue au dépérissement progressif de l'individu, dont le système nerveux, frappé d'autre part d'une déchéance fonctionnelle complète, a perdu tout pouvoir sur la direction de la défense organique.

Empoisonné du côté nerveux, empoisonné du côté nutrition, l'alcoolique, déjà en état de misère physiologique, est la victime toute désignée du *mal de misère* par excellence qu'est la tuberculose.

J'en ai fini avec l'alcoolisme et je crois vous en avoir suffisamment montré les dangers réels, pour espérer trouver en vous des auxiliaires convaincus de la lutte acharnée que nous devons soutenir contre ce terrible fléau.

Je passe à un autre sujet et me propose, maintenant, de vous parler du tabac, particulièrement des accidents qu'il peut produire et que l'on décrit sous le nom de *tabagisme*.

Le tabagisme est un empoisonnement lent, qui résulte de l'usage habituel et immodéré du tabac, fumé, prisé ou chiqué.

Pour comprendre cet empoisonnement il est nécessaire de bien connaître le poison, mais, en dehors de cela, il m'a semblé que vous seriez intéressés par les quelques détails qui suivent sur le tabac.

Le tabac est une fort belle plante originaire de l'Amérique du Sud. Christophe Colomb le trouva à Cuba, en 1492, où il vit les habitants aspirer la fumée de certaines feuilles sèches, disposées en

rouleau et allumées à l'extrémité. On dit aussi
que les indigènes brûlaient les mêmes feuilles dans
un appareil à deux branches, en forme d'Y, appelé
tabacco; cet appareil était pourvu d'un tuyau
pour l'aspiration de la fumée. En découvrant les
premiers cigares, Christophe Colomb aurait donc
en même temps découvert les premières pipes.
Mais on n'est pas bien fixé sur la question de
savoir si l'origine du mot tabac se trouve dans
tabacco, nom du calumet primitif des Indiens, ou
dans *tabacos*, nom de la plante, ou encore dans
Tabago, nom d'une île américaine; d'ailleurs ceci
nous importe peu.

C'est en 1560 que Jean Nicot, ambassadeur à
Lisbonne, introduisit le tabac en France; il en
remis à Catherine de Médicis pour guérir ses
migraines et attribuait à cette plante une grande
valeur médicinale. Tout d'abord, l'herbe à Nicot,
la *nicotiane*, comme on l'appelait encore, eut très
peu de succès; elle fut au début l'objet de mesures
prohibitives sévères; des bulles pontificales, des
décisions synodales, des édits royaux en défen-
dirent l'usage. Le pape Urbain VIII excommuniait
ceux qui prisaient dans les églises; en Perse on
coupait le nez aux priseurs et les lèvres aux
fumeurs; à Moscou on administrait à ces derniers

60 coups de knout, sur la plante des pieds, etc. Malgré ça l'habitude de fumer se répandit peu à peu parmi les marins et les soldats; mais la bouffarde de Jean Bart faisait horreur à la cour de Louis XIV.

Au xviiie siècle, l'habitude de priser de la poudre de tabac fut très à la mode et devint assez générale. Mais c'est depuis le commencement du xixe siècle, à la suite des grands mouvements d'armées de la Révolution et du Premier Empire, que l'usage de fumer le tabac fit des progrès immenses. Depuis cette époque, le nombre des fumeurs est allé sans cesse en augmentant, de telle sorte qu'aujourd'hui, dans tous les points du monde, il n'est pas d'habitude qui soit aussi générale et aussi répandue.

Cependant, dans tous les pays, on ne fume pas également et il y a, à ce point de vue, des différences assez sensibles entre les peuples.

D'après une statistique de la consommation moyenne du tabac, dans les principaux pays d'Europe, pendant une période de dix années, voici, *par ordre décroissant*, quelle serait la consommation annuelle par habitant; remarquez que je dis par habitant et non par fumeur, car le calcul à ce point de vue est impossible :

Pays :	Consommation annuelle de tabac. par habitant.	Dépense par habitant.
Pays-Bas	3 300 gr.	?
Belgique............	2 210 —	3 fr. 52
Suisse..............	2 140 —	3 — 34
Danemark..........	1 760 —	2 — 92
Allemagne..........	1 600 —	4 — 18
Espagne.......	1 490 —	4 — 94
France.............	1 160 —	10 — 39
Grèce..............	1 090 —	4 — 09
Suède	990 —	3 — 55
Norvège...........	980 —	3 — 38
Roumanie	850 —	7 — 13
Angleterre.........	769 —	8 — 16
Hongrie	720 —	9 — 40
Autriche...........	700 —	9 — 70
Italie	580 —	6 — 50
Russie.............	570 —	?
Bulgarie...........	540 —	3 — 75
Portugal...........	400 —	?
Serbie	400 —	4 — 48

En raison du monopole de l'État et de l'impôt considérable dont il est frappé, c'est en France que le tabac coûte le plus cher, assurant au Trésor un de ses revenus les plus importants, car, sur les tabacs courants, le bénéfice prélevé par la régie est de 800 à 900 p. 100.

Il est intéressant de constater que, depuis l'année 1860, la consommation du tabac dans notre pays a relativement peu varié ; vous allez pouvoir en juger par les quelques chiffres suivants :

Années.	Kilogr. de tabac vendus par l'État français.	Recettes pour le Trésor.
1815................	9 753 000	53 872 000
1820................	16 645 000	64 171 000
1830................	11 169 000	67 290 000
1840................	16 018 000	95 183 000
1850................	19 218 000	122 113 000
1860................	29 580 000	195 325 000
1870................	31 349 000	244 258 000
1875................	30 374 000	313 546 000
1901................	31 863 000	332 489 000

En somme l'État français tire plus de 300 millions de la vente des tabacs, ce qui constitue, comme vous le voyez, un beau denier prélevé sur une habitude et un luxe parfaitement inutiles.

Je ne vous étonnerai pas, je suppose, en vous disant que le tabac renferme un poison, car vous l'avez certainement entendu dire, et il me suffira de vous rappeler le nom de la *nicotine* pour attirer votre attention sur ce qu'il y a de plus dangereux, dans la plante désséchée que certains d'entre vous grillent avec tant de plaisir.

La nicotine pure est un poison d'une activité terrible : une seule goutte déposée sur la langue ou dans l'œil d'un lapin peut le tuer en trois

minutes ; 5 à [10 centigrammes suffisent pour
foudroyer les chiens les plus forts ; avec 8 gouttes
on a fait périr un cheval en quatre minutes.

C'est par la nicotine que le tabac est toxique
et a pu déterminer plusieurs fois des empoisonnements mortels.

Le poète Santeuil mourut, dans des souffrances
atroces, après avoir absorbé un verre de vin d'Espagne dans lequel de méchants farceurs avaient
jeté du tabac à priser. Un enfant succomba deux
heures après avoir reçu un lavement contenant
8 grammes de tabac ; il en fut de même pour
une malheureuse femme qui rendit le dernier
soupir un quart d'heure après un lavement fait
avec 32 grammes de tabac.

Un pauvre fou absorba, un jour, 30 grammes
de tabac ; bientôt il fut pris de crises de tétanos,
avec vomissements, diarrhée, affaiblissement du
cœur et mourut au bout de sept heures.

Trois enfants moururent en 24 heures parce
qu'on leur avait frotté la tête avec un liniment de
tabac qui devait les guérir de la teigne.

Mais tous les tabacs ne contiennent pas la
même dose de nicotine et il y a d'assez grosses
différences suivant l'origine, le mode de culture,
le développement de la plante et suivant aussi

les diverses manipulations auxquelles on la
soumet dans les manufactures. Voici, par exemple, la richesse en nicotine de quelques variétés
de tabac employées par la régie française.

Origine.	Quantité de nicotine.	Origine.	Quantité de nicotine.
Lot	7,96 p. 100	Alsace	3,21 p. 100
Lot-et-Garonne.	7,34 —	Virginie	6,87 —
Nord...........	6,58 —	Kentucky	6,09 —
Ille-et-Vilaine ..	6,29 —	Maryland	2,29 —
Pas-de-Calais ..	4,94 —	Havane	2,00 —

Dans les manufactures, les tabacs destinés à
la consommation subissent différents traitements,
mouillage, torréfaction, fermentation, qui leur
enlèvent une forte proportion de nicotine ; c'est
ainsi que, généralement, les produits manufac-
turés ne renferment jamais plus de 3 p. 100 de
poison. Par exemple :

	P. 100 de nicotine.
Les cigares de 5ᵉ et 7ᶜˢ contiennent..	1,5 et 1,8
Les Londrès et Havane — ..	1,8 et 2
Le scaferlati contient.................	2,2 et 2,5
Le tabac à priser contient.............	2 à 3

Grâce à une préparation spéciale et à son
mélange avec d'autres plantes, le tabac à chi-
quer est très peu toxique.

Certains tabacs d'Orient, des tabacs suisses ou anglais sont également pauvres en poison; mais, aux tabacs d'Orient, on ajoute fréquemment d'autres produits, destinés à leur donner un arôme et des propriétés particulières; il en est qui renferment un peu d'opium et doivent, pour cette raison, être employés avec beaucoup de ménagement.

Mais, me direz-vous peut-être, que nous importe que le tabac renferme quelques doses de poison, l'essentiel est de savoir si la fumée entraîne ces poisons.

A cet égard, il n'y a pas le moindre doute à avoir; la nicotine se volatilise et on en trouve de notables proportions dans la fumée. Cette quantité a été évaluée à 0,10 centigrammes pour 16 grammes de tabac fumé. C'est peu assurément, mais, par le fait de la combustion, il se développe en outre un certain nombre de produits volatils qui, eux aussi, se mélangent à la fumée et agissent, à la façon de la nicotine, comme poisons plus ou moins actifs.

Je vous citerai, notamment, l'*oxyde de carbone* (le gaz délétère des réchauds) dans la proportion de 8 litres par 100 grammes de tabac fumé; l'*acide prussique* (3 à 8 milligrammes par 100 grammes);

la *pyridine*, principe très toxique, et un autre composé appelé *collidine*, également toxique, mais d'odeur fort agréable, qui donne aux tabacs de luxe (Havane, maryland, etc.) leur arome spécial.

Vous admettrez sans peine que l'absorption d'une fumée contenant une telle association de poisons puisse avoir certains effets fâcheux sur la santé. Il n'est d'ailleurs pas difficile de s'en convaincre, car il suffit de recueillir le jus concentré d'une pipe et d'en verser trois ou quatre gouttes sur la langue d'un lapin, pour voir l'animal mourir quelques minutes après.

Malgré l'opinion vulgairement admise que la pipe est moins mauvaise à la santé que le cigare et la cigarette, je puis vous affirmer le contraire. Dans la pipe, les combustions sont beaucoup moins complètes et produisent surtout de la *pyridine*, substance extrêmement active et plus stupéfiante que la *collidine*, qui se dégage principalement pendant la combustion des cigares et des cigarettes. On peut tuer un gros chien en lui faisant respirer la fumée de 20 grammes de tabac.

Il est une preuve beaucoup plus vulgaire, mais non moins évidente de la toxicité de la fumée de tabac, ce sont les accidents si fréquents que présentent les apprentis fumeurs, à leur première cigarette, à leur premier cigare ou à leur première pipe. Ordinairement ce sont de simples malaises, avec pâleur, pertes des forces et envie de vomir; mais, bien souvent aussi, c'est un peu plus sérieux. Celui qui fume, pour la première fois, peut être très fortement incommodé et ressentir de violents maux de tête, avec vertiges, tendances à l'évanouissement et à la défaillance, ralentissement du pouls, accélération respiratoire, le tout accompagné de sueurs froides, de nausées et de vomissements.

Comme ces premiers symptômes toxiques ressemblent à ceux que MM. Dworzak et Heinrich ont éprouvé eux-mêmes après avoir pris de la nicotine, vous voudrez bien admettre que la fumée de tabac qui les produit jouit elle aussi d'une certaine activité.

Mais peu à peu on s'habitue à ce poison comme à certains autres et, l'accoutumance à la nicotine étant même assez rapide, le novice bientôt n'éprouve plus le moindre malaise et ne ressent les effets du tabac, immédiatement ou plus tard, que s'il abuse de son usage, car il est, malgré tout, des limites qu'il ne faut pas dépasser.

Sans vous parler encore des symptômes de

l'empoisonnement lent, constituant le tabagisme, dont nous causerons dans un instant, je puis vous citer des accidents aigus provoqués par un excès de fumée.

Un jeune homme mourut, dit-on, après avoir fumé ses deux premières pipes; mais on ne nous dit pas s'il n'était point préparé à cet accident par une faiblesse antérieure, par une maladie du cœur, des poumons ou une autre affection; la dose en effet me paraît un peu faible.

Par contre voilà deux faits plus sérieux : Deux jeunes garçons commirent l'imprudence de fumer huit pipes consécutives et moururent d'empoisonnement aigu. Un vigneron fut plus heureux; il résista à 25 pipes, qu'il avait parié de fumer consécutivement, mais il fut très malade et s'en ressentit pendant plus de dix-huit mois.

Je dois ajouter, enfin, qu'il est des personnes qui, de leur vie, ne peuvent tolérer le tabac et ne parviennent pas à s'habituer à la fumée; question d'individualité et d'impressionnabilité certainement.

Voyons maintenant quels sont les divers accidents que l'on peut rencontrer chez les fumeurs endurcis, chez ceux qui ont l'habitude de consommer, chaque jour, une certaine quantité de tabac, sans se faire scrupule de dépasser parfois la dose normale. Ce sont les accidents du *tabagisme* proprement dit, dont les effets principaux se font sentir sur l'appareil digestif, sur les voies respiratoires, sur le cœur, sur les fonctions et les organes nerveux.

Les organes et la muqueuse de la bouche et de l'arrière-gorge, en contact direct avec la fumée du tabac, en éprouvent les effets irritants et sont le siège de troubles ou accidents divers.

Les dents des fumeurs sont habituellement jaunes, en mauvais état et se carient facilement; l'haleine exhale une odeur désagréable.

Très souvent la bouche est enflammée, la muqueuse s'épaissit et, en certains endroits, on voit apparaître des taches blanchâtres, d'aspect nacré, qui sont connues sous le nom de « plaques laiteuses des fumeurs ». Ce sont surtout les fumeurs de pipes à tuyau très court, trivialement qualifiées « brûle-gueules », qui sont exposés à ces irritations. A l'abus du tabac, particulièrement encore à l'usage de la pipe, on a attribué le développement de certaines lésions de la langue et des lèvres, décrites sous le nom de cancer ou chancre des fumeurs.

L'arrière-gorge, irritée par l'âcreté de la fumée

et par la chaleur de cette fumée, finit tôt ou tard par s'enflammer ; aussi les pharyngites chroniques, avec granulations, ne sont-elles pas rares chez les fervents du tabac.

Quant aux fonctions de l'estomac, on a bien prétendu qu'elles étaient facilitées par l'action du tabac, mais ce n'est pas ce qu'il y a de plus sûr ; le contraire a été observé beaucoup plus souvent et le bénéfice le plus clair que peut espérer un fumeur, du côté de son estomac, se traduit plutôt par de la perte d'appétit, des digestions laborieuses, accompagnées de renvois acides, enfin, par une dyspepsie chronique plus ou moins grave, suivant l'intensité de l'imprégnation nicotinique. Il est bon d'ajouter, cependant, que si ces différents troubles menacent les fumeurs, ils sont plus fréquents et plus sérieux chez les chiqueurs, surtout chez ceux qui mâchent des bouts de cigare, du tabac déjà fumé ou des culots de pipe.

On comprend que les voies respiratoires aient tout particulièrement à souffrir de la fumée, qui, pénétrant jusqu'au contact du larynx et arrivant, en partie, dans les poumons, avec l'air de la respiration, exerce sur les muqueuses son action irritante. Ainsi se développent des laryngites chroniques, avec toux spasmodique et enrouement; des bronchites ou catharres chroniques des bronches, qui sont plus redoutables quand déjà les poumons sont atteints d'une maladie chronique, emphysème ou tuberculose.

Une règle générale devrait être, pour tous ceux qui sont atteints d'une maladie du larynx, des bronches ou des poumons, de renoncer absolument à l'usage du tabac, sous quelque forme que ce soit. A cette règle, je ne vois pas d'exception, mais je sais, en revanche, combien peu nous sommes compris et entendus par tous ceux qui devraient s'y soumettre.

On a dit, et je le crois très volontiers, que la fumée du tabac, par son action irritante sur les bronches et le poumon, favorise l'évolution de la tuberculose chez un individu prédisposé.

Personnellement, j'ai eu plusieurs fois la preuve évidente de l'aggravation de la maladie chez des tuberculeux qui, malgré mes conseils, avaient persisté à fumer plus que de raison.

Enfin, on sait très bien que certains tuberculeux, dont le larynx était sain, ont contracté une laryngite bacillaire et l'ont aggravée, simplement pour avoir trop prisé ou fumé.

Quelques accidents assez désagréables, auxquels expose le tabagisme chronique, atteignent le cœur et la circulation. Par exemple, chez certains individus dont le cœur est parfaitement sain, il est fréquent d'observer, à la suite de l'abus du tabac ou même d'un léger excès, des battements cardiaques irréguliers, des palpitations et des intermittences qui impressionnent beaucoup les malades mais disparaissent généralement avec la cessation de l'habitude de fumer. Il existe aussi une angine de poitrine tabagique dont les accès sont parfois assez sérieux, mais s'espacent et disparaissent également assez vite, dès que le malade renonce à son habitude.

Les troubles nerveux engendrés par le tabac sont surtout la diminution de la mémoire, des vertiges, des tremblements, diverses névralgies et des altérations de la vue.

La diminution de la mémoire est la conséquence la mieux constatée et la moins contestable des effets du tabac sur le cerveau; il est peu de fumeurs qui, s'observant bien, n'aient été à même de s'en apercevoir, surtout parmi ceux qui, ayant une mémoire précise et étendue, l'ont vu s'affaiblir au moment précis où ils ont commencé à fumer.

Mais, de tous les inconvénients et dangers du

tabac que je viens de vous décrire, que faut-il penser et conclure.

L'usage du tabac est-il si pernicieux que certains intransigeants veulent bien le dire? Il suffit de regarder autour de soi pour être convaincu que quand cet usage est modéré il est, en somme, assez inoffensif. Je dis inoffensif, mais je dois ajouter pour quiconque est sain et bien portant, car je renouvelle toutes mes réserves à l'égard des malades et à propos des tuberculeux en particulier.

Ne l'oubliez jamais, le tabac, quoi que l'on dise, est un poison énergique et, à ce titre, il ne doit être employé qu'avec beaucoup de modération, car si l'emploi courant de ce poison est entré dans les mœurs et paraît sans conséquence immédiate, il ne peut pas être absolument inoffensif.

Je considère que fumer est une habitude parfaitement inutile et condamnable, mais je reconnais que, pour certains, c'est une distraction, un passe-temps, un plaisir, une satisfaction de goût, souvent un besoin. Je ne conteste pas l'agrément que l'on peut trouver dans un bon cigare ou une bonne pipe et j'estime que, *sans abus*, les satisfactions du tabac ne sont pas plus funestes que beaucoup d'autres.

Ce qu'il faut redouter surtout c'est *l'abus* et l'usage du tabac chez ceux qui, par le fait d'une maladie, sont en état de moindre résistance.

Une habitude déplorable, contre laquelle je m'élève avec la dernière énergie, est celle de fumer à toute heure, particulièrement avant les repas, et surtout le matin, avant d'avoir rien pris. Sur l'individu à jeun ou qui a peu mangé, les effets du poison sont à leur maximum, l'imprégnation est beaucoup plus facile, fatale et dangereuse, sans parler de l'action offensive plus grande de la fumée sur les voies respiratoires et sur les fonctions digestives. Aussi, vous comprenez sans peine combien je suis navré, quand il m'arrive de voir certains d'entre vous, qui, malades, devraient totalement s'abstenir, allumer une cigarette dès la première heure, avant ou après le déjeuner du matin.

Pour cette particularité, comme pour beaucoup d'autres, malheureusement, il y a de la part de quelques malades une insouciance si anormale que, bien souvent, je me demande si vraiment ils ont conscience de leur état et s'ils ont le moindre soupçon de ce qui peut leur arriver, par le fait de leur imprudence ou de la négligence qu'ils apportent à se soigner.

La première condition de santé est la grande régularité dans l'existence journalière; les écarts de régime, les excès de tous genres sont les principaux facteurs des maux qui nous arrivent.

Dans toutes les classes de la société, depuis les plus modestes jusqu'aux plus élevées, ce sont les abus et les excès qui, le plus ordinairement, se retrouvent comme cause prédisposante ou aggravante d'une maladie.

La régularité est nécessaire, dans le travail comme dans le repos, et nul ne doit ignorer que, pour un travail déterminé, le temps à lui consacrer doit être suffisant, car rien n'est plus nuisible à la machine humaine que les à-coups et les dépenses brusques d'énergie, en un temps relativement court, pour la production d'un ouvrage qui pourrait être fait moins activement et avec des périodes de repos régulières. Tout effort modéré, bien soutenu, produit toujours le maximum de résultat avec le minimum de fatigue et d'usure.

Notre organisme, qui subit des influences extérieures si régulières de par les changements naturels dépendant des saisons, du jour ou de la nuit, devrait être réglé presque automatiquement pour tous les actes de la vie. C'est monotone, je le veux bien, mais c'est un des meilleurs secrets pour vivre bien et longtemps.

Préjudiciables au premier chef sont les excès de table, les fêtes, les noces et orgies de tous genres; les veilles trop fréquentes, pour se distraire ou pour besogner; les abus sexuels; la pratique des sports à outrance, etc.

Pour les exercices physiques, avec ou sans entraînement, la modération et la régularité sont encore la loi fondamentale.

Faire des promenades ou des excursions raisonnables est très salutaire; entreprendre des grandes courses et des marches forcées est nuisible.

User de la bicyclette comme moyen de transport ou de promenade, sans efforts ni vitesse, sera toujours hygiénique; se servir de ce moyen pour courir et franchir le plus d'espace en moins de temps, est dangereux.

Et il en est de même pour tous les actes de la vie, sans aucune exception; de telle sorte que, en terminant cette série de causeries, je ne puis mieux faire que de vous rappeler encore ce que, déjà, je vous ai dit plus haut:

Pour conserver sa santé, comme pour la rétablir quand elle est altérée, la première condition est la grande régularité dans l'existence; les écarts de régime et les excès de tous genres sont les principaux facteurs des maux qui nous arrivent.

TABLE DES MATIÈRES

DOUZIÈME CAUSERIE

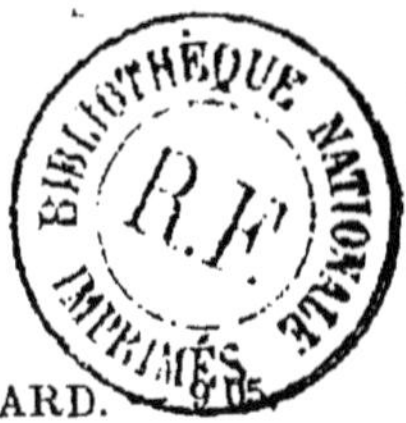

1047-05. — Coulommiers Imp. Paul BRODARD.